全国名中医

杨骏教授

精细化辨治

周围性面瘫

◎主审 杨 骏

◎主编 袁爱红

U0323360

时代出版传媒股份有限公司
安徽科学技术出版社

图书在版编目(CIP)数据

杨骏教授精细化辨治周围性面瘫 / 袁爱红主编.
--合肥:安徽科学技术出版社,2024.6
ISBN 978-7-5337-8990-9

Ⅰ.①杨…　Ⅱ.①袁…　Ⅲ.①面神经麻痹-诊疗
Ⅳ.①R745.1

中国国家版本馆 CIP 数据核字(2024)第 062598 号

YANGJUN JIAOSHOU JINGXIHUA BIANZHI ZHOUWEIXING MIANTAN
杨 骏 教 授 精 细 化 辨 治 周 围 性 面 瘫　　　　　　袁爱红　主编

出 版 人:王筱文　　　　　　选题策划:杨　洋　　责任编辑:杨　洋
责任校对:张晓辉　王一帆　　责任印制:梁东兵　　装帧设计:武　迪
出版发行:安徽科学技术出版社　　　　http://www.ahstp.net
(合肥市政务文化新区翡翠路 1118 号出版传媒广场,邮编:230071)
电话:(0551)63533330
印　　制:合肥创新印务有限公司　　电话:(0551)64321190
(如发现印装质量问题,影响阅读,请与印刷厂商联系调换)

开本:710×1010　1/16　　印张:12　　字数:185 千
版次:2024 年 6 月第 1 版　　2024 年 6 月第 1 次印刷

ISBN 978-7-5337-8990-9　　　　　　　　定价:68.00 元

# 前言

　　杨骏教授系安徽中医药大学第一附属医院(安徽省中医院)一级主任医师、二级教授、博士研究生导师,第二届全国名中医,享受国务院和安徽省政府特殊津贴,是国家中医药管理局针灸重点学(专)科带头人,第五批、第六批全国老中医学术经验继承人指导老师,安徽省学科学术带头人,安徽省115产业创新团队带头人,安徽省国医名师,安徽省江淮名医,安徽省名中医。他勤耕临床四十余年,坚持医学研并重,致力于丰富针灸学科学术内涵和临床研究工作,在完善针灸理论、创新针灸方法、运用特色灸法、标准化针灸等方面取得了一系列标志性的成果,促进了针灸学科的发展。

　　杨骏教授熟读中医针灸经典,中医理论造诣深厚,对《黄帝内经》中的用穴规律、针刺深浅原则、灸法施用准绳等有自己独特的体悟,他对经典书籍中一些含混不清的概念正本清源,创新性地提出了"痛属针感""虚证刺络"等学术观点。他还就针灸临床实践中出现的因袭大方脉辨证而未能体现学科特点或出现的辨治分离等问题,提出了"创建具有针灸学科自身特色的精细化辨治体系"的观点,有力地推动了针灸学科的建设与发展。

　　杨骏教授认为,针灸精细化辨治应当依托于"大医精诚"的理念,在具有良好职业素养的前提下,以精益求精的工作态度,优化针灸防治疾病的工作流程,在"理、法、方、穴、术"全程中注重细节以追求最佳疗效,使患者获得诊疗的最大效果。由于针灸的施治方法、治疗工具、作用部位及发挥疗效途径等与一般药物治疗存在差异,因此,在目前的针灸临床中,如果简单地套用中医方脉的辨证施治体系,不仅会淡化针灸理论的独特性,还会影响针灸辨证治疗的准确性,进而影响临床的疗效。因此,杨骏教授强调创建相对完整的针灸辨证施治体系,其内涵就是要具体细化量化专科。针灸学科的精细化辨治涉及针灸诊疗的全过程,包括疾病诊察、诊断、机理分析、治则、治疗方法选择、组方用穴、操作技术、治后调养等，内容十分丰富。

周围性面瘫是针灸治疗的优势病种之一。临床上有些医家认为该病早期不宜采用针灸治疗，或长病程（病程半年以上）后遗症采用针灸治疗，疗效不理想，或此病无须针灸治疗等。杨骏教授基于以上问题，开展了针灸治疗周围性面瘫作用机制的研究，规范了针灸治疗本病的各期治疗方案，确立了"审病依经重穴"的原则，实现了精细化针灸治疗周围性面瘫，创新了长针循经透刺、滞针提拉抽刺、平衡双侧对刺等新技术。其相关研究成果荣获2021年安徽省科学技术进步一等奖。

为了总结和传承杨骏教授精细化针灸辨治周围性面瘫的临床经验与学术思想，我们系统地梳理了中医经典医籍中有关面瘫辨治的内容，并融合现代医学面神经解剖知识，对杨骏教授精细化辨治周围性面瘫内容进行了全面的介绍。书中还收纳了部分国医大师、全国名老中医治疗周围性面瘫的临床经验，尤其在疑难重点内容处配图，以便于读者理解。本书为杨骏教授治疗周围性面瘫的宝贵经验总结。本书定稿之前，我们邀请了临床多学科专家进行论证研讨，由杨骏教授亲自审稿定稿，确保了编写内容的原创性、系统性和学术性。

即将付梓之际，我们向关心和支持全国名中医杨骏传承工作室团队的领导、专家和朋友表示衷心的感谢。考虑到本书编写时间仓促，书稿难免存在疏漏或不足之处，敬请同道不吝批评与指正，便于再版时修订！

# 目录

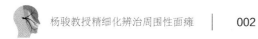

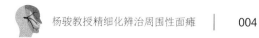

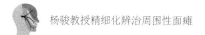

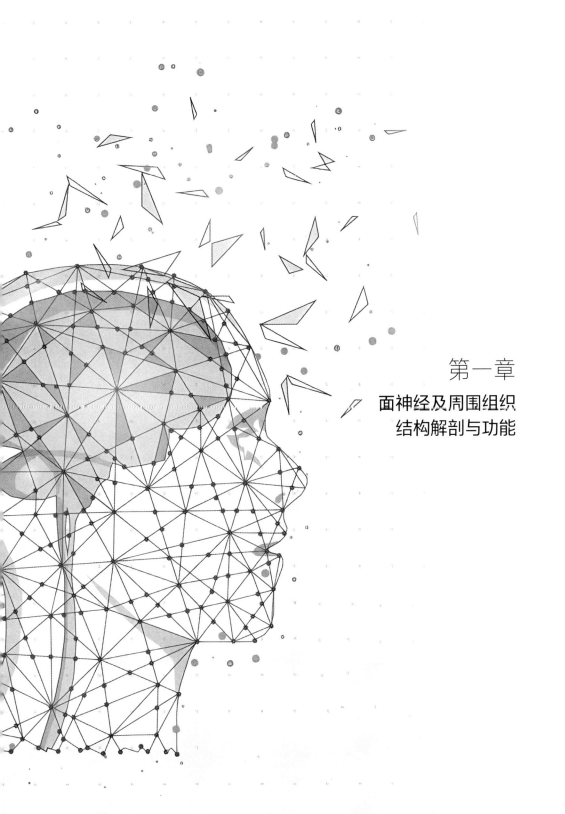

# 第一章

## 面神经及周围组织
## 结构解剖与功能

　　面部表情运动在人类发育得最完善。人的喜、怒、哀、乐、悲、惊、恐均可形于言表,说明人类的心理情感活动都可以通过面部的表情来传达。面部表情传达信息的功能在日常生活中具有非常重要的意义。

　　面神经在表情肌的支配和控制中具有非常特殊的作用。在人体周围神经中,面神经在体内走行的路线最长、最曲折,支配的肌肉数量最多,但支配神经的比例却非常小。面神经1个轴突可以支配10～25根肌纤维,控制的动作最精细、快速,如眨眼是人体最快的一个动作。人类的面部表情可以体现个人对美和价值的感觉。表情肌的运动起着保护重要感官和辅助咀嚼、吞咽及言语的作用。因此,学习和掌握面神经及其周围组织的解剖结构与功能,可以为临床全面认识面瘫、治疗面瘫奠定坚实的基础。

# 第一节　面神经颅内外的走行与分段

　　面神经中包含的运动纤维负责支配面部表情肌的运动。此外,其还含有其他种类的纤维成分,如感觉纤维、味觉纤维(司同侧舌前2/3味觉)及副交感神经纤维(支配泪腺、下颌下腺和舌下腺)。

## 一、面神经颅内外的走行

　　面神经离开小脑脑桥角下缘后,常以单根的形式(占83.33%)与听神经共同进入内耳道,也有2根(占12.12%)和3根(占4.55%)的形式。在内耳道内,中间神经与面神经运动根合成一干,运动根贴附于前庭蜗神经前上方的凹槽内,中间神经夹于前庭蜗神经及运动根之间。合干后,面神经继续向前下走行,于内耳道底穿过蛛网膜及硬脑膜进入颞骨内的面神经管,在管内先向前及稍向外走行,至面神经管裂孔处急转向后外方,在其前缘形成面神经膝状神经节。此时,膝状神经节前方分出岩大小神经,分别至翼腭神经节和耳神经节,再分别与三叉神经和舌咽神经相交通。面神经干自此前庭窗与外半规管之间,形成一支弓状弯曲向下的神经,在其垂直转折部分出镫骨肌神经至相应肌肉,主干继续前行,过鼓室后壁,在其垂直段的下1/3分出鼓索神经,与舌神经相交通。继续垂直向下出茎乳孔后,向前内分出二腹肌后腹肌支及茎突舌骨肌支,分别支配相应的肌肉,并有分支与舌咽神经相交通。主干出茎乳孔后向后上分出耳后支,支配耳后、耳上及枕部肌群,并与迷走神经耳支、耳大神经及枕小神经相交通。主干出茎乳孔后的较粗大分支向前,经乳突根部外侧进入腮腺,并在腺体内向中线分叉、延伸,最终到达支配的各组表情肌。

## 二、面神经的分段

面神经周围段解剖如下图(图1-1-1)。

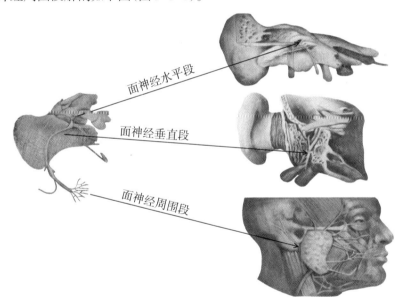

图1-1-1   面神经周围段解剖

（一）根据面神经的解剖行程及与颅骨结构的关系分段

可将面神经分为六段。

第一段:颅内段。面神经离开小脑脑桥角下缘行至内耳门处,长23～24 mm。

第二段:内耳道段。面神经从内耳门入口处到内耳道底、进入面神经管前的一段,长7~8 mm。该段内有中间神经加入面神经。

第三段:迷路段(岩骨内段)。从面神经管入口向外侧微向前,行走在耳蜗与前庭之间到达面神经膝状神经节。该段最短,长3~4 mm。

第四段:水平段(鼓室段)。面神经自膝状神经节转向后微向下行,经鼓室内壁的前庭窗上至鼓室后壁,长8~12 mm。实际上,面神经水平段与水平线呈约30°角,与迷路段呈74°~80°角,与面神经垂直段形成110°~127°向前张开的角。该段内有面神经隐窝(窝深约2.5 mm,宽1~2 mm,高0.5~1.0 mm),其内侧面是面神经垂直段的起始部,外侧是鼓索神经和鼓环,上方为砧骨窝,下方为鼓索隆突与锥隆突之间形成的鼓索嵴,后壁为乳突前壁的一部分。面神经隐窝是进行面神经水平段减压术的重要进路。面神经在水平段的主要分支有岩(浅)大神经、岩外神经和岩小神经,均从膝状神经节的前方发出。

第五段:垂直段(乳突段)。起始部在锥隆突之后向下转1~2 mm,上端接外半规管后段下方,与外半规管有1~2 mm的距离,相当于砧骨短突之下和锥隆突平面。下端为茎乳孔,相当于茎突的后外方、二腹肌嵴的前方,距乳突外侧面6~12 mm。垂直段全长15~20 mm,向下、向外与垂线形成的角度小于45°。从面神经垂直段发出的神经主要有:镫骨肌神经,从垂直段起始处发出,向上向前行走;鼓索神经,经常在垂直段下1/3处发出,但变异较多见,可在镫骨肌神经下方1~2 mm处发出,也可在距茎乳孔3~4 mm处发出,甚至鼓索神经管在茎乳孔附近单独开口;到迷走神经的耳支;耳后支;二腹肌支;茎突舌骨肌支。

第二至第五段统称为骨内段。

第六段:周围段。面神经出茎乳孔后到表情肌的所有分支,几乎都是纯运动神经。

### (二)以内耳门和茎乳孔为界分段

将面神经分为颅内、骨内和颅外段。

岩(浅)大神经是面神经的一个分支,携副交感神经纤维走行至翼腭窝,岩(浅)大神经在近膝状神经节处穿出面神经骨管,之后向内走行于颅中窝表面的一个浅沟内,到达破裂孔。在经过破裂孔后,岩(浅)大神经进入位于翼突根部的翼管,而后出翼管进入翼腭窝,并加入翼腭神经节。

乳突是颞骨乳突部下表面的一个锥状突起,是头夹肌、头最长肌、二腹肌后腹和胸锁乳突肌的附着处。鼓索恰好于面神经出茎乳孔之前发出,鼓索的神经纤维来自中间神经,包含进入下颌下神经节的副交感神经纤维及来自同侧舌前2/3的味觉纤维。鼓索起初走行于骨管中,进入鼓室后,在锤骨和砧骨长脚之间穿过,最后经另一骨管穿岩鼓(鳞鼓)裂离开颞骨。在邻近锥隆起处,面神经发出分支支配镫骨肌,该肌是人体内最小的骨骼肌,长度仅1 mm,其作用是稳定体内最小的骨——镫骨。当声音过大时,镫骨肌可减弱声音的震动。二腹肌嵴与二腹肌沟相对应,其前端可用于定位面神经管,该骨嵴恰好位于乳突尖的内侧或深部。

面神经出茎乳孔,通常由来源于耳后动脉的茎乳动脉滋养。茎乳动脉自紧邻茎乳孔的独立骨孔进入颅底。三叉神经下颌支通过卵圆孔从颅中窝到达颞下窝,卵圆孔内还有舌咽神经的岩小神经、上颌动脉的脑膜副动脉及一些导静脉通过。棘孔位于卵圆孔的后方,内有脑膜中动脉和三叉神经的下颌神经脑膜支通过(图1-1-2)。

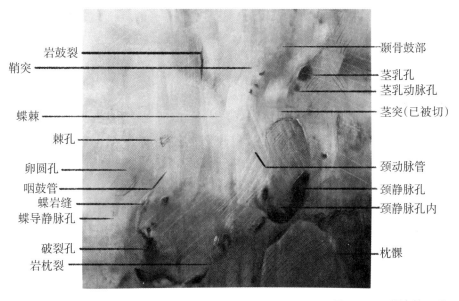

图1-1-2 颅底外面观

耳道上三角,位于乳突上嵴前部的下方、骨外耳道后上缘的后方,其深部为鼓窦。道上棘位于道上小凹的前部,其深处为鼓室段面神经和外骨半规管。颧面支是上颌神经来源的颧神经两分支中的一支,司颊部感觉,出颧面孔至面部。翼点是额颞开颅术的标志,是额骨、顶骨、颞骨和蝶骨大翼相交处形成的"H"形骨缝(图1-1-3)。

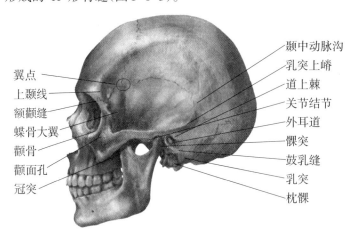

图1-1-3 颅骨外侧观

### (三)面神经周围段的三级分支

按面神经出颅后分支的形式,可将面神经周围段分为三级分支(图1-1-4)。

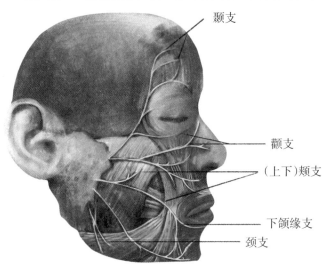

图1-1-4 面神经周围段的三级分支

### 1.一级分支

面神经主干,即面神经出茎乳孔至面神经开始分支的一段。该段神经粗细如一根小火柴,直径2~3 mm,长15~20 mm,在二腹肌后腹的浅面向前下走行,到达腮腺,其方向约在外耳道软骨与乳突前壁形成的夹角的平分线上。2岁以内的新生儿和幼儿,其面神经主干位于皮下组织深面。2岁后,随着乳突尖部和鼓环的形成,其位置越来越深。到成年时,面神经主干距离皮肤表面达1.8~5.0 cm,多数为2.0~3.0 cm。腮腺手术中可参考此数据寻找面神经主干。

### 2.二级分支

颞面干和颈面干是面神经主干的两个主要分支。通常在面神经主干进入腮腺内1.2~1.5 cm处分出,其分叉点距皮肤表面的垂直距离为1.2~3.3 cm,距下颌支后缘的距离为0.5~1.7 cm,与由下颌角引出的水平线的垂直距离为1.9~5.0 cm。

### 3.三级分支

颞支、颧支、(上下)颊支、下颌缘支和颈支分别从颞面干和颈面干发出,是面神经的五大终末分支。其中,颞支、颧支和上颊支一般由颞面干发出,而下颊支、下颌缘支和颈支由颈面干发出。

## 第二节    面神经的解剖结构与功能

### 一、面神经的解剖结构

#### (一)面部浅层神经(图1-2-1)

分布于面部的感觉神经,来自三叉神经,支配面肌运动的神经为面神经的分支。

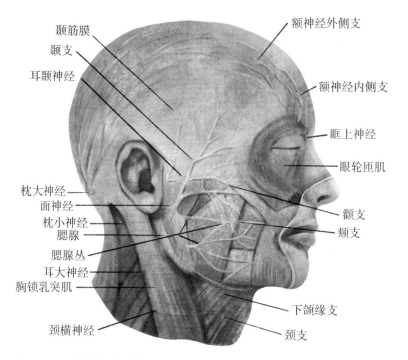

颞筋膜
颞支
耳颞神经
枕大神经
面神经
枕小神经
腮腺
腮腺丛
耳大神经
胸锁乳突肌
颈横神经

额神经外侧支
额神经内侧支
眶上神经
眼轮匝肌
颧支
颊支
下颌缘支
颈支

图1-2-1 面部浅层神经

### 1.三叉神经

为混合性神经,发出眼神经、上颌神经和下颌神经,分别穿经颅底的眶上裂、圆孔、卵圆孔,到达面部。

(1)眶上神经:为眼神经的分支,伴同名血管,经眶上切迹或孔至皮下,分布于额部皮肤。

(2)眶下神经:为上颌神经的分支,伴同名血管,依次经眶下裂、眶下沟、眶下管、眶下孔穿出。在提上唇肌的深面下行,分为数支,分布于下睑、鼻翼及上唇的皮肤和黏膜。

(3)颏神经:为下颌神经的分支,伴同名血管,出颏孔,在降口角肌的深面分为数支,分布于颏部、下唇的皮肤及黏膜。

### 2.面神经

为混合性神经,由感觉、运动和副交感神经纤维组成,分别管理舌的味觉、面部表情肌的运动,以及负责舌下腺、下颌下腺和泪腺的分泌。面神经由茎乳孔出颅,向前外穿入腮腺,先分为上下两干,再各分为数支,分支间常相互交织成丛,最后呈扇形。分为以下5组分支,由腮腺浅部的上缘、前缘及下端穿出,共同支配面肌。

(1)颞支:常为2支,由腮腺上缘穿出,斜越颧弓后段浅面行向前上,支配额肌和眼轮匝肌。若该支受到损伤,则同侧额纹消失。

(2)颧支:多为2~3支,由腮腺前缘或上缘前穿出,支配颧肌、眼轮匝肌下部及提上唇肌。颧支与颞支共同管理眼睑闭合,对保护眼球起重要的作用。

(3)颊支:多为3~5支,由腮腺前缘穿出,分别位于腮腺导管的上方和下方,水平行向口角,支配颊肌和口裂周围诸肌。颊支受到损伤可致鼻唇沟变浅或消失。

(4)下颌缘支:为1~3支,从腮腺下端穿出后,行于颈阔肌深面,沿下颌体下缘前行,越过面动静脉的浅面,支配下唇诸肌及颏肌。

(5)颈支:多为1~2支,由腮腺下端穿出,在下颌角附近,于颈阔肌深面行至颈部,支配颈阔肌。

## (二)面部深层神经(图1-2-2)

下颌神经是三叉神经最大的分支,为混合神经。自卵圆孔出颅,进入颞下窝,在翼外肌深面分为数支。下颌神经除发出咀嚼肌神经支配咀嚼肌外,主要发出以下4条神经:

### 1.颊神经

经翼外肌两头之间穿出,沿下颌支前缘的内侧下行至咬肌前缘,穿过颊肌,分布于颊黏膜、颊侧牙龈及颊部和口角的皮肤。

### 2.耳颞神经

多以2根夹持脑膜中动脉后合成一干,沿翼外肌深面,行至下颌颈内侧,穿入腮腺鞘,于腮腺上缘处穿出,分布于外耳道、耳郭及颞区的皮肤。

### 3.舌神经

在翼外肌深面下行,途中有面神经发来的鼓索自后缘加入。舌神经向前下走行,经下颌支与翼内肌之间,弓形越过下颌下腺的上方,再沿舌骨舌肌的外面至舌尖,沿途分支分布于口腔底、舌前2/3及口底的黏膜。

### 4.下牙槽神经

位于舌神经后方,于翼内肌的外侧伴同名血管下行,经下颌孔入下颌管,于管内分支,分布于下颌骨、下颌诸牙及牙龈。下牙槽神经所含的运动纤维在其进入下颌孔之前分离出来,组成细长的下颌舌骨肌神经,支配下颌舌骨肌和二腹肌的前腹。

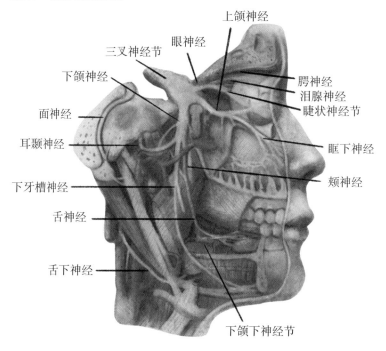

图1-2-2　面部深层神经

## 二、大脑神经反射

面神经为第7对脑神经,主要成分是运动神经,司面部的表情运动;次要成分为中间神经,含有内脏运动纤维、特殊内脏感觉纤维和一般躯体感觉纤维,司味觉和腺体(泪腺和唾液腺)的分泌及内耳、外耳道等处的皮肤感觉(图1-2-3)。

### (一)运动纤维

运动纤维发自位于脑桥下部腹外侧的面神经核,其纤维行于背侧,绕过

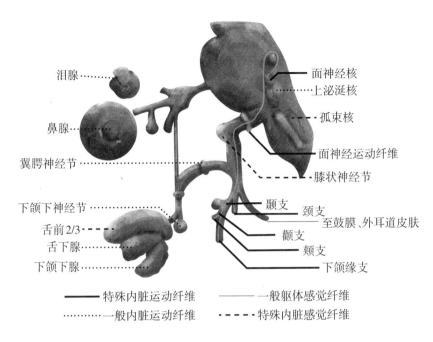

图 1-2-3    面神经反射图

展神经核,再向前下行,于脑桥下缘邻近位听神经处出脑。此后,与位听神经并行,共同进入内耳孔,在内耳门底部,面神经与位听神经分离,再经面神经管下行,在面神经管转弯处横过膝状神经节,沿途分出镫骨肌神经和鼓索神经,最后经茎乳孔出颅,穿过腮腺,支配除咀嚼肌和上睑提肌以外的面部诸表情肌及耳部肌、枕肌、颈阔肌及镫骨肌等。

(二)感觉纤维

1.味觉纤维

味觉纤维是感觉纤维中主要的部分。味觉的第1级神经元在膝状神经节,周围突沿面神经下行,在面神经管内,离开面神经向前走,形成鼓索神经,参加到舌神经中,终止于舌前2/3味蕾,司舌前2/3味觉。中枢突形成面神经的中间神经,在运动支的外侧进入脑桥,与舌咽神经的味觉纤维一起,终止于孤束核(第2级神经元)。从孤束核发出纤维交叉至对侧,位于内侧丘系的内侧上行,终止于丘脑外侧核(第3级运动神经元),再发出纤维终止于中央后回下部。

2.一般躯体感觉纤维

一般躯体感觉纤维感觉细胞位于膝状神经节内,接受来自鼓膜、内耳、外耳及外耳道皮肤的感觉冲动。

(三)副交感神经纤维

副交感神经纤维自脑桥上泌涎核发出副交感神经,经中间神经→鼓索神经→舌神经,终止于下颌神经节,其节后纤维支配舌下腺及下颌下腺的分泌。司泪腺分泌的纤维经中间神经加入岩(浅)大神经,至翼神经节,其节后纤维支配泪腺。

## 三、面神经的功能

面神经是以运动神经为主的混合神经,主要支配面部表情肌、传导舌前2/3的味觉及支配舌下腺、下颌下腺和泪腺的分泌。面神经核位于脑桥,分上下两部分,上半部受双侧大脑皮质运动区的支配,并发出运动纤维支配同侧颜面上半部的肌肉,面神经核的下半部仅受对侧大脑皮质的支配,并发出运动纤维支配同侧颜面下半部的肌肉。

从纤维成分来看,面神经为混合性脑神经,含有以下4种纤维成分:

1.特殊内脏运动纤维

它起于脑桥被盖部的面神经核,主要支配面肌的运动。

2.一般内脏运动纤维

上述纤维分布于泪腺、下颌下腺、舌下腺及鼻、腭的黏膜腺,控制上述腺体的分泌。

3.特殊内脏感觉纤维

此即味觉纤维,其胞体位于颞骨岩部内,面神经管弯曲处的膝神经节,周围突分布于舌前2/3的味蕾,中枢突终止于脑干内的孤束核。

4.一般躯体感觉纤维

司传导耳部皮肤的躯体感觉和表情肌的本体感觉。

## 第三节    面部肌肉的解剖结构与功能

浅筋膜内面肌,又称表情肌,属于皮肌,薄而纤细,起自颅骨或深筋膜,止于皮肤,主要围绕在睑裂、口裂、鼻和耳的周围,有缩小或开大孔裂的作用,收缩时可牵动皮肤,使面部呈现出各种表情。

不同的面部表情肌(图1-3-1)各有其不同的部位、名称、形状与位置、作用及神经支配(表1-3-1)。

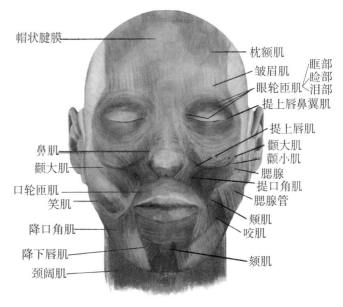

图1-3-1    不同的面部表情肌

**表1-3-1    不同的面部表情肌的部位、名称、形状与位置、作用、神经支配**

| 部位 | 名称 | 形状与位置 | 作用 | 神经支配 |
|---|---|---|---|---|
| 枕额肌 | 枕肌 | 长方形的枕腹 | 提眉,产生额纹 | 耳后支 |
| | 帽状腱膜 | 连接额肌与枕肌 | | |
| | 额肌 | 长方形的额腹 | 向后牵拉帽状腱膜 | 颞支 |
| 眼轮匝肌 | 睑部 | 环状:围绕眼裂 | 眨眼 | 颧支 |
| | 眶部 | 环状:围绕眼眶 | 闭眼 | 颧支 |
| | 泪部 | 束状:泪囊后面 | 扩大泪囊 | 颞支、颧支 |

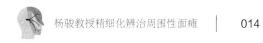

续表

| 部位 | 名称 | 形状与位置 | 作用 | 神经支配 |
|---|---|---|---|---|
| 鼻肌 | 横部 | 鼻背 | 缩小鼻孔 | 颊支 |
| | 翼部 | 鼻翼后部 | 开大鼻孔 | |
| 浅层 | 口轮匝肌 | 环状:围绕口裂 | 闭口 | 颊支、下颌缘支 |
| | 提上唇肌 | 近似四边形:眶下缘与上唇之间 | 提上唇,开大鼻孔 | 颧支、颊支 |
| | 颧(大小)肌 | 束状:提上唇肌的外上方 | 牵口角向外上方 | 颧支 |
| | 笑肌 | 束状:横向位于口角外侧 | 牵口角向外 | 颊支 |
| | 降口角肌 | 三角形:口角下方 | 牵口角向下 | 下颌缘支 |
| 中层 | 提口角肌 | 束状:尖牙窝至口角 | 上提口角 | 颊支 |
| | 降下唇肌 | 菱形:下唇下方 | 下降下唇 | 颊支 |
| 深层 | 颊肌 | 长方形:颊部 | 使唇颊紧贴牙龈,参加咀嚼与吸吮 | 颊支 |
| | 颏肌 | 锥形:颏隆突两侧 | 上提颏部皮肤,前送下唇 | 下颌缘支 |

不同的面部表情肌,各有其不同的起点、止点、作用及神经支配(表1-3-2)。

**表1-3-2 不同的面部表情肌的起点、止点、作用及神经支配**

| 层次 | 名称 | 起点 | 止点 | 作用 | 神经支配 |
|---|---|---|---|---|---|
| 浅层 | 颞肌 | 颞窝颞筋膜深面 | 下颌骨冠突 | 前部:提下颌骨;后部:拉下颌骨向后 | 颞深神经 |
| | 咬肌 | 浅层:颧弓前2/3;深层:颧弓后1/3 | 咬肌粗隆 | 上提下颌骨 | 咬肌神经 |
| 深层 | 翼外肌 | 上头:蝶骨大翼颞下面和颞下脊;下头:翼突外侧板的外侧面 | 下颌骨髁突、翼肌凹及关节囊 | 单侧收缩:使下颌骨向对侧移动;双侧收缩:协助开口 | 翼外肌神经 |
| | 翼内肌 | 翼突窝 | 翼肌粗隆 | 上提和前移下颌骨 | 翼内肌神经 |

## 第四节　面部血管的分布

### 一、头面部的血供

头面部的血供主要来自颈总动脉,其中右颈总动脉和右锁骨下动脉起自头臂干;左颈总动脉和左锁骨下动脉起自主动脉弓,在胸锁乳突肌前缘、甲状软骨的水平线可触及颈总动脉搏动。头面部的相关动静脉分布如下图(图1-4-1)。

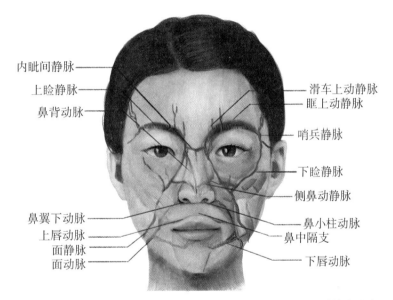

内眦间静脉
上睑静脉
鼻背动脉
鼻翼下动脉
上唇动脉
面静脉
面动脉

滑车上动静脉
眶上动静脉
哨兵静脉
下睑静脉
侧鼻动静脉
鼻小柱动脉
鼻中隔支
下唇动脉

图1-4-1　头面部动静脉分布

### 二、面部动脉和静脉的分布与走行

在甲状软骨上缘水平线,颈总动脉分为颈内动脉和颈外动脉,面部的血供是由颈内动脉和颈外动脉共同提供的。皮肤等表浅组织的血供由其相应部位的动脉分支提供,如来源于颈外动脉的面动脉、颞浅动脉、上颌动脉的面部分支,以及来源于颈内动脉的眼动脉分支、眶上动脉、滑车上动脉、滑车下动脉等,这些动脉都伴随着相应的感觉神经。

颈内动脉通过颈动脉管进入颅中窝,为大脑供血,一部分进入眶区到达眶上内侧,为眼部、眶周及泪腺供血。颈内动脉在入脑前,除眼动脉以外,没有其他分支。

颈外动脉起自颈总动脉的动脉鞘内,共有8个分支,在起始处位于颈内动脉的前方和内侧,在上升时位于颈内动脉的外侧。

## 三、颈内动脉和颈外静脉及其分支

### (一)眼动脉的面部分支

#### 1.眶上动脉

与眶上静脉同行,起自眶上切迹或眶上孔,供应上睑、额部和头皮区域的血液。

#### 2.滑车上动脉

较眶上动脉更靠近眼内侧,供应上睑、额部和头皮区域的血液。

#### 3.鼻背动脉

起自眼眶内眦,与滑车下动脉一同供应上睑内侧部、泪囊和鼻背的血液。

#### 4.泪腺动脉

为眼动脉最后、最小的分支,起自眶上缘外侧,供应上睑外侧的血液。

#### 5.外鼻动脉

通过鼻骨和鼻软骨的连接处,供应鼻骨下方外鼻过渡区的血液。

注意:眼动脉的各个分支与因栓塞而导致的失明密切相关。

### (二)上颌动脉的面部分支

#### 1.眶下动脉

从眶下孔穿出,分成下睑支、鼻支和上唇支。

#### 2.颧动脉

颧动脉的2个分支,即颧面支和颧颞支,均沿着眶外侧壁的颧管走行。

颧面支从颧面孔穿出,供应颧部和颊部皮肤的血液。

颧颞支从颧颞孔穿出,供应颞部皮肤的血液。

3. 颊动脉

在下颌支与咬肌之间的肌肉内走行,分布于面颊表面,供应颊侧皮肤和黏膜层及颊侧磨牙牙龈的血液。

4. 颏动脉

由下颌管内的下牙槽动脉分支而来,与颏神经一同从颏孔穿出,供应下颏、下唇和下颌切牙牙龈的血液。

## (三)面动脉

面动脉是颈外动脉的分支,蜿蜒穿过角前切迹,经咬肌前方,曲折走行至鼻根和眉间。已知面动脉走行于近面中部,并发出下唇动脉、上唇动脉、侧鼻动脉,最后终止于角动脉,负责大部分面部的血供。有部分解剖教科书认为,面动脉从下颌角一直走行至鼻根部。有研究显示,角动脉在不同种族之间存在很大差异,造成这种差异的实际原因尚未明确。只有30%的人可以观察到面动脉是对称的。面动脉血供不足的区域由颞浅动脉分支(面横动脉、眶上动脉、滑车上动脉)、眼动脉分支及上颌动脉分支(眶下动脉、颏动脉)额外供血,有时对侧的面部动脉也可为这些区域供血。面动脉的典型分布模式见下图(图1-4-2)。

1. 面动脉分支

(1)上下唇分支:面动脉斜向上走行至口角,分出上下唇动脉,其中上唇动脉负责上唇的血供,下唇动脉负责下唇的血供。

(2)鼻翼下支:从面动脉分出后,紧靠鼻翼走行至鼻小柱,与上唇动脉的鼻小柱分支合并,形成一条贯穿鼻小柱至鼻尖的动脉。

(3)鼻外侧支:从外侧至鼻翼,沿鼻外侧走行,与眶下动脉的鼻支及眼动脉外鼻支相延续,负责鼻翼的血供。

(4)角动脉:是面动脉的终末端,又名内眦动脉,从鼻外侧分支后向上走行至眼角,终止于内眦区,然后分支到眼睑内侧和鼻部。

2. 面动脉分型

根据面动脉4个分支的走向,面动脉大致可分成3个类型:面动脉Ⅰ型

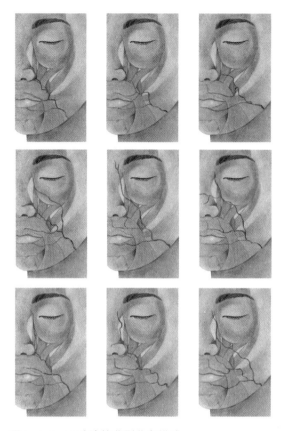

图1-4-2　面动脉的典型分布模式

（鼻唇沟型51.8%）、面动脉Ⅱ型（鼻唇沟型伴眶下型29.6%）和面动脉Ⅲ型（额型18.6%）。

（四）颞浅动脉

颞浅动脉是颈外动脉的终末支，自侧面部颞下颌关节与耳朵之间穿出，向上走行至头皮。颞浅动脉与耳颞神经相伴，沿头部外侧走行，于颧弓下1 cm处分支，出面横动脉。面横动脉向前走行，与面动脉分支合并，负责腮腺和面颊的血供。颞浅动脉继续向上走行，于颧弓上缘2～3 cm处分出额支和顶支。

额支较粗大，有1个分支（94.8%）或2个分支（5.2%）的情况，经额肌外侧缘斜向走行,负责该区域的血供。额支在前上方与眼动脉分出的额支相吻合。此解剖结构与栓塞后导致的失明相关。

顶支向后,与耳后动脉和枕动脉相吻合。此解剖结构与栓塞后导致的脱发相关。另外,额肌与顶支亦通过一些小血管相互吻合。

## (五)面静脉

面静脉位于面动脉后方,多数情况下与面动脉相伴而行,但走行方向正好相反,在眼眶、额部、头皮和上睑区域,面静脉走行于眼上静脉之上;在上唇、鼻外侧处,面静脉与下睑静脉汇入眶下静脉,进入颞下区和翼丛。

面静脉与面动脉相比,反向弯曲少,个体存在更大的差异。

### 1. 内眦间静脉

由眼角处的眶上静脉和滑车上静脉汇合而成,有2个不同的分支,一支进入眼眶,继续向上走行至眼静脉;另一支在面部表浅向下走行,两者统称为面静脉。

### 2. 面静脉

斜向后下方走行至下颌角,接收面部众多血管的静脉回流。

### 3. 外鼻静脉

起自鼻外侧,与眶下静脉分支相连接。

### 4. 面深静脉

与面部深层的翼静脉丛相连接。

### 5. 唇静脉

起自上下唇,上唇静脉与眶下静脉相连接,下唇静脉与颏静脉相连接,继续向下沿角前切迹走行至颈部。

### 6. 下颌后静脉

向下走行,与腮腺分支汇合,从腮腺下缘穿出。

### 7. 颞浅静脉

接收头外侧静脉分支,在耳前向下走行并进入腮腺,并与颞部下方腮腺内的上颌静脉汇合。

## (六)静脉的连接

由于面静脉缺乏瓣膜,且连接的分支相对较少,因此每个静脉连接点都相对比较重要。

### 1.面静脉与角静脉的连接

来自内眦的静脉血,流至面静脉,向下至颈部,或向上通过眼上静脉到达眼眶。面静脉通过角静脉,直接与眼上静脉连接,然后再汇入海绵窦,此处的血流速度非常缓慢。

### 2.翼静脉丛和海绵窦间的连接

来自面动脉的静脉血流向面深静脉,再进入颞区下的翼静脉丛,在颅内与海绵窦相连接。

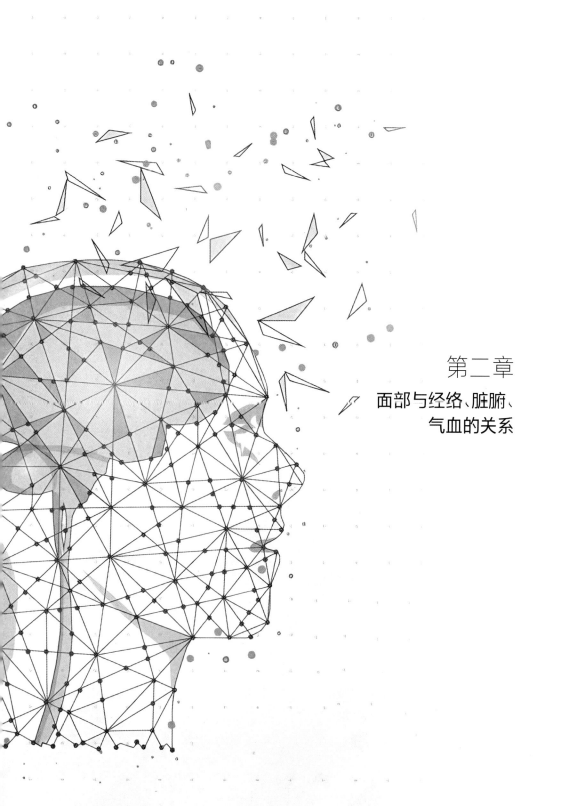

第二章

面部与经络、脏腑、
气血的关系

## 第一节　面部与经络的关系

　　面部是人体气血外荣的集中部位，是经络汇聚之处。《灵枢·邪气脏腑病形》云："十二经脉，三百六十五络，其血气皆上于面而走空窍。"可见头面与全身经络有着非常密切的联系。手三阳经起于头面，手三阳经与足三阳经在头面部交接，故有"头为诸阳之会"说。

　　十二经脉、奇经八脉、十二经别、十五络脉、十二经筋、十二皮部均与面部有着密切的联系，根据《灵枢·经脉》《灵枢·经别》《灵枢·经筋》《素问·骨空论》等原文，总结以上各经在面部的分布及循行的排列规律如下。

### 一、十二经脉在面部的分布及循行的排列规律

#### （一）十二经脉在面部的分布

　　手阳明大肠经经脉："从缺盆上颈，贯颊，入下齿中；还出挟口，交人中，左之右，右之左，上挟鼻孔"，可见手阳明大肠经在循行中与面部的直接联系部位为面颊、口角、鼻孔旁。

　　足阳明胃经经脉："起于鼻，交颏中，旁约太阳之脉，下循鼻外，入上齿中，还出挟口，环唇，下交承浆，却循颐后下廉，出大迎，循颊车，上耳前，过客主人，循发际，至额颅……"，可见足阳明胃经在循行中与面部的直接联系部位为鼻旁、下颌角、面颊、口唇、耳前、前发际。

　　手太阳小肠经经脉："其支者，从缺盆循颈，上颊，至目锐眦，却入耳中。其支者，别颊上䪼，抵鼻，至目内眦，斜络于颧"，可见手太阳小肠经在循行中与面部的直接联系部位为面颊、眼外角、鼻根部、眼内角。

　　足太阳膀胱经经脉："起于目内眦，上额，交巅"，可见足太阳膀胱经在循行中与面部的直接联系部位为眼内角、额部。

　　手少阳三焦经经脉："其支者，从膻中，上出缺盆，上项，系耳后，直上出耳上角，以屈下颊至䪼。其支者，从耳后入耳中，出走耳前，过客主人，前交颊，至目锐眦"，可见手少阳三焦经在循行中与面部的直接联系部位为耳前、面

颊、颧部、眼外角。

足少阳胆经经脉："起于目锐眦,上抵头角,下耳后,循颈……其支者,从耳后入耳中,出走耳前,至目锐眦后。其支者,别锐眦,下大迎,合于手少阳,抵于頔,下加颊车,下颈,合缺盆",可见足少阳胆经在循行中与面部的直接联系部位为目外角、额角、耳前、面颊、下颌角。

足厥阴肝经："起于大指丛毛之际……循喉咙之后,上入颃颡,连目系,上出额,与督脉会于巅。其支者,从目系下颊里,环唇内",可见足厥阴肝经在循行中与面部的直接联系部位为额部、面颊、口唇。

(二)十二经脉在面部循行的排列规律

总结十二经脉在面部循行的排列规律,具体如下:

分布在面颊部的经脉:手阳明大肠经、足阳明胃经、手太阳小肠经、手少阳三焦经、足少阳胆经、足厥阴肝经。

分布在口唇的经脉:手阳明大肠经、足阳明胃经、足厥阴肝经。

分布在鼻旁的经脉:手阳明大肠经、足阳明胃经、手太阳小肠经。

分布在额部的经脉:足太阳膀胱经、足少阳胆经、足厥阴肝经。

分布在下颌的经脉:足阳明胃经、足少阳胆经。

分布在耳前的经脉:足阳明胃经、手太阳小肠经、手少阳三焦经、足少阳胆经。

分布在眼内角的经脉:手太阳小肠经、足太阳膀胱经。

分布在眼外角的经脉:手太阳小肠经、手少阳三焦经、足少阳胆经。

## 二、奇经八脉在面部的分布及循行的排列规律

(一)奇经八脉在面部的分布

督脉："督脉者,起于少腹……循额,至鼻柱,经素髎、水沟,会手足阳明,至兑端……其少腹直上者……上颐,环唇,上系两目之下中央",可见督脉在循行中与面部直接联系的部位为额部、鼻部、下颌部、口唇。

任脉："起于中极之下……至咽喉,上颐,循面,入目",可见任脉在循行中

与面部的直接联系部位为下颌、面颊、鼻旁、目下、口唇。

冲脉："起于肾下胞中……从胸中上行,会咽喉,络唇口,其气血渗诸阳,灌诸精",可见冲脉在循行中与面部的直接联系部位为口唇。

阳维脉："起于足跟外侧……从腋后上肩,至前额,再到后项,合于督脉",可见阳维脉在循行中与面部的直接联系部位为前额部。

阴跷脉："亦起于跟中……至咽喉,交贯冲脉。""入頄,属目内眦,合于太阳、阳跷而上行",可见阴跷脉在循行中与面部的直接联系部位为颧部、眼内角。

阳跷脉："起于跟中……沿髀胁上肩,循面,交目内眦,会睛明,入脑,下耳后,入风池",可见阳跷脉在循行中与面部的直接联系部位为面颊部、眼内角。

## (二)奇经八脉在面部循行的排列规律

奇经八脉在面部循行的排列规律如下:

分布在口唇的奇经八脉:督脉、任脉、冲脉。

分布在面颊部的奇经八脉:任脉、阳跷脉。

分布在鼻旁的奇经八脉:督脉、任脉。

分布在额部的奇经八脉:督脉、阳维脉。

分布在下颌的奇经八脉:督脉、任脉。

分布在眼内角的奇经八脉:阴跷脉、阳跷脉。

分布在颧部的奇经八脉:阴跷脉。

# 三、十二经别在面部的分布及循行的排列规律

## (一)十二经别在面部的分布

足阳明经别："足阳明之正……上循咽出于口,上頞頄,还系目系,合于阳明也",可见足阳明经别在循行过程中,与面部有密切关联的部位为口旁、眼眶下。

手少阴经别："手少阴之正……上走喉咙,出于面,合目内眦",可见手少阴经别在循行过程中,与面部有密切关联的部位为面颊部、眼内角。

足少阳经别："足少阳之正……以上挟咽,出颐颌中,散于面,系目系,合

少阳于外眦也",可见足少阳经别在循行过程中,与面部有密切关联的部位为下颌部、面颊部。

足厥阴经别:"足厥阴之正,别跗上,上至毛际,合于少阳,与别俱行",可见足厥阴经别在循行过程中,与面部有密切关联的部位为额部、面颊部。

(二)十二经别在面部循行的排列规律

十二经别在面部循行的排列规律如下:

分布在口周的经别:手阳明胃经经别。

分布在面颊部的经别:手少阴心经经别、足少阳胆经经别、足厥阴肝经经别。

分布在下颌部的经别:足少阳胆经经别、足厥阴肝经经别。

分布在目下的经别:足阳明胃经经别。

## 四、十五络脉在面部的分布及循行的排列规律

手阳明大肠经络脉循行:"手阳明之别,名曰偏历……乘肩髃,上曲颊偏齿。"在循行过程中,手阳明大肠经络脉与面部有密切关联的部位为下颌角。

## 五、十二经筋在面部的分布及循行的排列规律

(一)十二经筋在面部的分布

手阳明经筋循行:"手阳明之筋……其支者上颊,结于頄;直者上出于手太阳之前,上左角,络头,下右颔。"手阳明经筋在循行过程中,与面部有密切关联的部位为面颊、鼻旁頄部、额角、额部。

足阳明经筋循行:"足阳明之筋……上夹口,合于頄,下结于鼻……其支者,从颊结于耳前。"足阳明经筋在循行过程中,与面部有密切关联的部位为口旁、鼻旁、頄部、目下纲、面颊、耳前部。

手太阳经筋循行:"手太阳之筋……其支者,入耳中;直者出耳上,下结于颔,上属目外眦。"手太阳经筋在循行过程中,与面部有密切关联的部位为下颔、耳前、目外眦。

足太阳经筋循行："足太阳之筋……其直者,结于枕骨,上头下颜,结于鼻。其支者,为目上纲,下结于頄……其支者,出缺盆,邪上出于頄。"足太阳经筋在循行过程中,与面部有密切关联的部位为额部、鼻旁、面颊部、目上纲。

手少阳经筋循行："手少阳之筋……其支者,当曲颊入系舌本;其支者上曲牙,循耳前,属目外眦,上乘额,结于角。"手少阳经筋在循行过程中,与面部有密切关联的部位为下颌、耳前、目外角、额角。

足少阳经筋循行："足少阳之筋……下走额,上结于頄,支者,结于目外眦为外维。"足少阳经筋在循行过程中与面部有密切关联的部位为额角、下颌、鼻旁、目外眦。

### (二)十二经筋在面部循行的排列规律

十二经筋在面部循行的排列规律如下:

分布在口周的经筋:足阳明经筋。

分布在面颊部的经筋:手阳明经筋、足阳明经筋、足太阳经筋。

分布在鼻旁的经筋:足太阳经筋、足少阳经筋。

分布在额部的经筋:手阳明经筋、足太阳经筋。

分布在下颌的经筋:手阳明经筋、手太阳经筋、手少阳经筋、足少阳经筋。

分布在耳前的经筋:足阳明经筋、手太阳经筋、手少阳经筋。

分布在眼外角的经筋:手太阳经筋、手少阳经筋、足少阳经筋。

# 第二节　面部与脏腑的关系

## 一、面部为脏腑气血之外荣

面部络脉丰富,气血充足,加之面部皮肤薄嫩,人体脏腑气血可通过经脉上呈于面,并借色泽而显露于外,故五脏六腑之气血皆上荣于面。

## (一)心

心主血脉,心气充沛,脉道通利,可将血液流注全身,从而发挥血液营养和滋润全身的作用。心在体合脉,其华在面。头面部血液极其丰富,全身气血皆上注于面。心气旺盛,血脉充盈,则面色红润且有光泽。故《素问·五脏生成》说:"心之合,脉也;其荣,色也。"

心开窍于舌,心之精气盛衰及其功能变化可从舌之变化得以反映。若心主血、心藏神功能正常,则舌体柔软灵活,味觉灵敏,语言流利。

## (二)肺

肺主气,司呼吸,朝百脉,主治节,与心相互作用,可调节全身气机,促进血液运行。

肺在体合皮,其华在毛,主一身之表。肺开窍于鼻,《灵枢·五阅五使》言:"鼻者,肺之官也。"鼻与肺直接相连,肺之病通常首犯鼻窍,故鼻之功能正常与否亦可反映肺功能正常与否的情况。

## (三)脾

脾主运化,脾为后天之本,脾之运化功能正常,可将饮食化为水谷精微,并输布全身,内养五脏六腑,外养四肢筋骨,面部皮肉、五官皆有赖于水谷精微的濡养。

脾开窍为口,其华在唇,脾经"连舌本,散舌下",舌司味觉,故食欲、口味与脾之功能密切相关。《灵枢·脉度》曰:"脾气通于口,脾和则口能知五谷矣。"脾华在唇,可以通过口唇之颜色反映脾气的盛衰。脾气健运,气血充足,则口唇红润光泽,反之则口唇淡白不泽。

## (四)肝

肝主藏血,主疏泄,可调畅全身气机。充足的血液是脏腑及形体、官窍得以濡养的物质保证。肝开窍于目,肝之精血充足,则肝气调和、目视功能正常,反之则两目干涩、视物不清。

(五)肾

肾藏精,肝肾同源,肾之藏精与肝之藏血同为脏腑、四肢及面部功能提供物质基础。肾开窍于耳,肾气充足,则耳郭饱满,耳聪,能闻五音;肾气虚衰,则耳郭干瘪,耳鸣耳聋。

## 二、面部的脏腑分候诊断体系

望诊,是指医生通过观察患者外在形神来判断疾病情况的方法。古时望色诊病与脉诊并列,是《黄帝内经》中首倡的中医诊断方法。如《素问·阴阳应象大论》云:"善诊者,察色按脉,先别阴阳。"

面部脏腑分候诊断体系在《黄帝内经》中有较完整的论述(表2-2-1)。书中按照不同色分候不同脏腑的理论进行分类,主要包含明堂色部、五脏热病色部、五脏风色部、五官色部四个部分的内容,以及五色对于热病、风病面部诊断的提示意义。面部分候脏腑体系系统地阐述了脏腑肢节的病变反映于面部的具体位置,以及五色的诊疗意义。

表2-2-1 《黄帝内经》中面部脏腑分候诊断体系

| 脏腑 | 《灵枢·五色》 | 《素问·刺热论》 | 《素问·风论》 | 《灵枢·五阅五使》 |
|---|---|---|---|---|
| 肺 | 阙中 | 右颊先赤 | 诊在眉上 | 鼻张 |
| 大肠 | 中央 | — | — | — |
| 肝 | 下极之下 | 左颊先赤 | 诊在目下 | 眦青 |
| 胆 | 肝部左右 | — | — | — |
| 脾 | 肝下 | 鼻先赤 | 诊在鼻上 | 唇黄 |
| 胃 | 方上 | — | — | — |
| 心 | 阙下 | 额先赤 | 诊在口 | 颧赤 |
| 小肠 | 面王以上 | — | — | — |
| 肾 | 挟大肠 | 颐先赤 | 诊在肌(颐)上 | 颧与颜黑 |
| 膀胱子处 | 面王以下 | — | — | — |

(一)明堂色部

明堂即鼻,《灵枢·五色》言"明堂骨高以起,平以直,五藏次于中央",明堂是五脏候诊之处,"五色独决于明堂"。审察明堂,即通过对明堂色泽体现的征象来判断五脏的情况。其中"明堂润泽以清"代表人体脏腑精气充盛,五脏安和。若晦暗色夭提示脏腑精衰,为预后不良之相。若五色见于明堂,则"青黑为痛,黄赤为热,白为寒""黄赤为风",故候明堂色部可察五脏六腑,依其润泽程度可候脏腑精气虚衰与否;依五色显露的不同确定病因病机,再根据面部分候部位的不同来确定病位。

### (二)五脏热病色部

《素问·刺热论》中记载了五脏热病的症状在面部的显现情况:"肝热病者,左颊先赤;心热病者,颜先赤;脾热病者,鼻先赤;肺热病者,右颊先赤;肾热病者,颐先赤。"面部的分区以脏腑属性界定,如肝气升于左,应于东方,故肝热病者左颊先赤。颜为额部,应于南方,故心热病者颜先赤,依此类推。故热病者依据其面部赤色首先出现的部位来确定病因病机。

### (三)五脏风色部

"五脏风之形状"出自《素问·风论》。五脏风的诊断在面部具有特定部位及色泽,如"肺风之状……诊在眉上,其色白。心风之状……诊在口,其色赤。肝风之状……诊在目下,其色青……"。由此可知,五脏风色仍是以五色为基准,即将其作为五脏风病病因病机诊断的重要依据,其部位特点与《灵枢·五色》中色部近似,如眉上为两眉间阙庭之处。

### (四)五官色部

五官色部以五官五色候五脏常变。"五官者,五脏之阅也",五脏与官窍相应,根据官窍色泽之变可知脏气之变。五官为五脏之外候,"鼻者,肺之官也;目者,肝之官也;口唇者,脾之官也;舌者,心之官也;耳者,肾之官也",若脏气变化,则"肺病者,喘息鼻胀;肝病者,眦青;脾病者,唇黄;心病者,舌卷短,颧赤;肾病者,颧与颜黑"。

此外,还有五轮学说。目为肝之窍、心之使,目为肾精之所藏,又为血之宗,五脏六腑之精华皆上注于目,故目与五脏六腑皆有联系。古人将目的不同部位分属五脏,后世医家将之发展为"五轮学说",即瞳仁属肾,称为水轮;

黑睛属肝,称为风轮;两眦血络属心,称为血轮;白睛属肺,称为气轮;眼睑属脾,称为肉轮。根据五轮的形色变化来诊察相应脏腑的病变。

## 第三节　面部与气血的关系

中医认为,气与血是构成人体的两大基本物质,两者关系非常密切。《黄帝内经》指出:"人之所有者,血与气耳。"《灵枢·邪气脏腑病形》说:"十二经脉,三百六十五络,其血气皆上于面而走空窍。"这说明脏腑之气血皆通过经脉上荣于面部,亦说明气血与经络的关系密不可分。

经络运行气血主要是通过两种方式实现的:一者,经脉是经络网中的主干部分,是运行气血的主通道,承载着大部分气血的输送任务;二者,络脉作为经脉的分支,具有布散和渗灌经脉气血的作用,因其繁多密集、广布,故能将气血运送到更细小的部位。面部气血运行通畅,则面部肌肉及孔窍得以濡养而功能正常;否则,气血阻滞,运行不畅,则导致面部神经及肌肉功能失常而出现疼痛、瘫痪等症状。

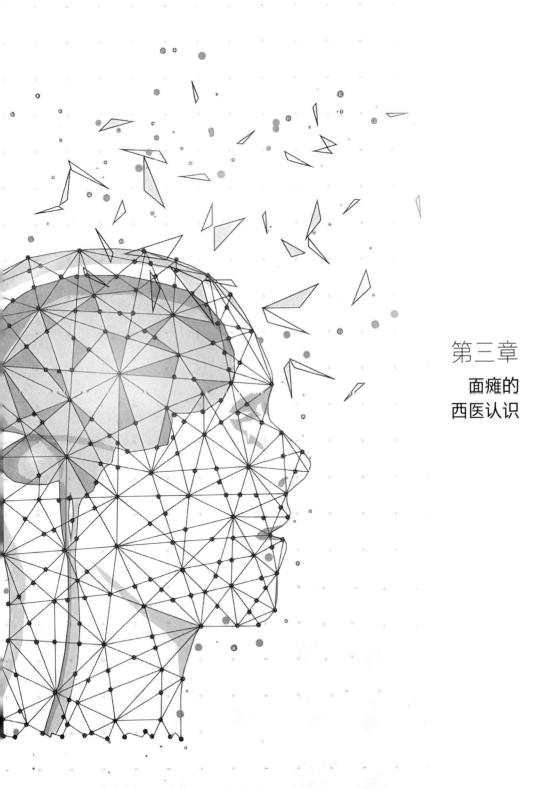

第三章

面瘫的
西医认识

## 第一节 病因

最常见的面瘫为面神经炎,又称贝尔麻痹。面神经炎的病因不完全明确,参考《周围性面神经麻痹诊断与治疗专家共识(2015)》,可能与病毒感染、自身免疫力异常、肿瘤等下列因素有关。

### 一、病毒感染

病毒感染是重要的致病因素。例如拉姆齐·亨特综合征多因感染单纯疱疹病毒(herpes simplex virus,HSV)而致使膝状神经节及面神经发生炎症,临床可见患侧耳后疼痛短期或持续存在。大量的临床研究表明,多数贝尔麻痹患者的血清、体液、脑脊液和神经组织活检可检出高水平的 HSV-1 或 HSV-2 抗体及病毒 DNA,提示贝尔麻痹与 HSV 感染相关,莱姆病、麻风病、脑干炎、吉兰-巴雷综合征的某些类型也会引起面神经炎。

### 二、自身免疫力异常

免疫力异常使面神经易于发生炎性改变。那些反复发生的面神经炎属于内在因素致病的类型,但是这种免疫力改变目前尚无实验室体液免疫和细胞免疫指标的支持。临床可见一侧周围性面瘫未愈,另一侧又发生周围性面瘫的病例,可能是免疫力异常导致了特异性病变。

### 三、肿瘤

面神经瘤也是引起面神经麻痹的主要原因。桥脑小脑角肿瘤引起的面神经麻痹,多因肿瘤压迫或术后伤及面神经而致,常伴有三叉神经、舌咽神经、听神经等多组颅神经病变。行腮腺肿瘤切除术时,常牵拉面神经而致其受损。另外,行听神经瘤、头颈其他肿瘤及面神经减压术都有可能损伤面神经。

### 四、脑干出血或梗死

位于脑干面神经及其附近的出血或梗死,有时会导致单侧或双侧周围性面神经麻痹,有时会同时出现动眼神经、外展神经病变或病变侧的肢体功能障碍。

### 五、颅外伤

颅底骨折或颞侧外伤可能伤及面神经的不同节段,也可能伴有外展神经、动眼神经、舌咽神经轻重不等的损伤。

### 六、化脓性炎症

中耳炎、乳突炎、腮腺炎或耳郭、耳根等处的炎症等都可以波及面神经主干或分支而产生病变。

## 第二节　流行病学

贝尔面瘫年发病率为$(11.5 \sim 53.3)$/10万人,可影响不同年龄组人群。尽管有人提出解剖缺陷、病毒感染、缺血、炎症和冷暴露与贝尔面瘫的发病有关,但其确切的病理生理学原因仍不十分清楚。韩国曾针对性别、季节、空气湿度、风速等对贝尔麻痹发病率做了一项系统的分析性研究,结果表明:自2010年至2018年,贝尔麻痹总发病率有所增加,男女性之间发病率没有显著差异。贝尔麻痹发病率随年龄的增长而有所增加,60岁人群发病率最高,70岁人群发病率下降。秋冬季发病率较春夏季节偏高。在多变量分析中,平均温度、平均相对湿度和季节发病率之间存在显著负相关,平均大气压力与季节发病率呈显著正相关,但平均风速与发病率无显著相关性。

## 第三节　诊断方法

### 一、临床症状

本病通常急性起病,以单侧面瘫多见,大部分患者在发病数小时至数日达到高峰,进展不超过2~3周。

主要表现:

(1)患侧面部表情肌瘫痪,额纹消失,不能皱额蹙眉,眼裂不能闭合或闭合不全。体格检查时,患侧闭眼眼球向外上方转动,露出白色巩膜,称为贝尔征。病程中,患者由于不能闭眼而易患角膜炎。

(2)患侧鼻唇沟变浅、口角下垂,露齿时,口角歪向健侧;由于口轮匝肌瘫痪,鼓气、吹口哨漏气;颊肌瘫痪,食物易滞留患侧齿龈。

(3)鼓索以上面神经病变,可出现同侧舌前2/3味觉消失;镫骨肌神经以上部位受损,则同时有舌前2/3味觉消失及听觉过敏;膝状神经节受累时,除有周围性面瘫、舌前2/3味觉消失及听觉过敏外,患者还可有乳突部疼痛,耳郭、外耳道感觉减退和外耳道、鼓膜疱疹,统称为拉姆齐·亨特综合征。

### 二、体征

本病常见患侧皱额、皱眉、闭眼、蹙鼻、鼓腮、露齿、噘嘴和吹口哨等动作无力或完全不能,部分患者耳后乳突区压痛,或耳壳、外耳道出现疱疹;患侧角膜反射减退,患侧听觉气导增强或减退,舌前2/3味觉减退,可同时出现也可单独出现。极少数患者出现患侧面瘫,同时伴有同侧听力下降、咽反射消失,咽腭弓松弛,属第7、8、9颅神经同时受累,而无其他颅神经及肢体病变。

## 三、电生理检查

### (一)肌电图检查

#### 1.方法

参考文献,分别于患者发病1周内及3周疗程结束后,对比观察面神经瞬目反射(blink reflex,BR)、神经传导速度(nerve conduction velocity,NCV)等指标变化。

具体检查方法如下:

(1)面神经瞬目反射:将接地线置于患者前额中央,记录电极置于双侧眼轮匝肌,刺激电极置于双侧眶上神经,用超强刺激重复刺激几次,选择重复性好的波形来测量R1、R2最短潜伏时。

(2)神经传导速度:将接地线置于同侧手臂,记录电极置于眼轮匝肌处,刺激电极置于茎乳突孔附近,测量动作电位的波幅和潜伏期,并对比双侧结果。现有的电诊断检查(如神经兴奋性、面神经潜伏期、肌电图和强度-时程测定)都是在神经变性后几日到几周才出现异常。因此,无论是药物治疗,还是手术治疗,都应在神经电测定出现异常前进行(颌下腺-唾液分泌试验因技术上的困难和可靠性等问题而被放弃,电味觉试验尚未被广泛应用)。

#### 2.评定标准

(1)面神经瞬目反射:

①未出波;

②R1波潜伏期>11.8 ms,R2波>34.4 ms,R2′波>34.6 ms;

③R1波潜伏期两侧相差>2 ms,R2波相差>3.6 ms,R2′相差>4 ms。

上述三项满足任一项即可判断为异常。

(2)神经传导速度:

①患侧未引出明确波形;

②患侧潜伏期延长,双侧之差≥0.5 ms;

③患侧波幅下降,较健侧降低>50%。

上述三项满足任一项即可判断为异常。

患侧NCV与健侧NCV的比值减少>50%,为神经传导速度重度减慢;患侧 NCV 与健侧 NCV 比值减少 15%~50%，为神经传导速度中度减慢；患侧 NCV 与健侧 NCV 比值减少 <15%，为神经传导速度轻度减慢。

## (二)神经电图检查

### 1. 方法

参考文献，将记录电极贴于在患者口轮匝肌、下眼轮匝肌，参考电极贴于额中间，用电刺激仪刺激同一侧耳前方，将地线连接于手腕处。设置参数：刺激强度以能够引出波幅最大且稳定的 M 波为准，脉宽为 0.2 ms、频率为 1 Hz、扫描速度为 10 ms/cm。在此条件下，诱发出患者眼轮匝肌、口轮匝肌 M 波潜伏期及其波幅，并对其进行记录。

### 2. 评定标准

①M 波缺如；

②患侧与健侧的 M 波潜伏期差值 >0.5 ms；

③患侧与健侧 M 波波幅相差 >30%；

④患侧 M 波潜伏期 >3.8 ms。

上述四项满足任一项即可判断为异常。

### 3. 观察指标

观察并对比患侧面部和健侧面部的 M 波波幅、面神经运动潜伏期。

## (三)表面肌电图

### 1. 方法

参考文献，在室温大约 25℃下，采用表面肌电图(surface electromyography, sEMG)分析仪检测患者对称的患健侧眼轮匝肌群、颊肌群、口轮匝肌群、额肌群及鼻肌群的 RMS 值。用 75% 乙醇将检测部位脱脂，再贴上电极。将参考电极置于面部两侧，5 组记录电极的连接尽量与肌纤维平行，两电极中心距离约 2 cm。检测前，医生向检测者叙述要做的 5 个表情动作：闭眼、鼓腮、噘嘴、抬眉和耸鼻。随后，患者跟随医生的动作口令，并用最大力气重复上面 5 个动作(电脑同步声音"work、rest"，重复 3 次，每组共计 30 s)。

2.评定标准

电脑记录患侧与健侧表情肌在闭眼、鼓腮、噘嘴、抬眉和耸鼻时及放松的肌电信号,使用表面肌电图仪器信号处理软件自动分析、处理数据,分别得出患者做各个表情动作和在放松时的RMS平均值比值。

## 四、磁共振成像检查

磁共振成像(MRI)检查具有软组织分辨率高、多参数成像、无电离辐射等优点,可作为面神经影像检查的首选方法。

3D-MRI序列提供的毫米级、亚毫米级图像结合三维重建(MPR)技术,不仅能清晰地显示面神经,还能显示面神经与邻近组织结构的空间关系,如周围是否存在血管、占位等压迫面神经。3D-T2W1(3D-TSE、3D-FIESTA、3D-CISS、3D-SPACE等)序列的神经-脑脊液间信号对比高,在显示脑池段面神经形态方面具有优势。

3D-T1W1(3D-TOF、3D-FLASH、3D-SPGR、3D-VIBE等)可显示面神经主干全程及周围动脉血管,有利于评估血管压迫面神经的受压程度,是面神经增强扫描的首选序列。MRI平扫诊断面神经病变的价值有限,增强扫描在评估面神经有无占位、水肿、变性等方面能提供更多信息。

3D-T2W1、3D-T1W1序列检查面神经病变的阳性率分别为92.63%、85.26%,两者结合可提高诊断准确率至98.95%。

弥散张量成像(DTI)作为神经纤维功能成像技术,在面神经成像方面具有良好的应用前景。3.0T-MRI的图像质量优于1.5T-MRI的,有条件做面神经MRI检查的患者,最好选择超高场强MRI检查。

## 五、红外热摄像检查

贝尔面瘫患者面部感应神经节受损可引起局部区域的血管收缩和扩张功能失调,导致血液对流散热失衡,进而引起局部区域皮肤对外界的红外热辐射出现异常。利用红外热成像技术可以将红外热辐射以温度分布图的方式记录下来,对比贝尔面瘫患者患侧和健侧红外热像图双侧感兴趣区域(region of interest, ROI)温度分布信息的差异,可以评估贝尔面瘫病变的严重程度和恢复程度。在治疗过程中,也可根据检测结果指导针灸取穴。

## 六、实验室检查

### (一)血常规检查

血白细胞计数及分类多数正常。部分应用过糖皮质激素治疗的患者,白细胞计数会升高。病毒感染者,淋巴细胞计数升高,中性粒细胞计数降低。

### (二)生化检查

空腹血糖升高者,首先确诊有无糖尿病,其次在应用糖皮质激素治疗时,需注意药物对患者血糖的影响。

### (三)免疫学检查

细胞免疫和体液免疫检查。对于明确有疱疹出现或患侧颈枕部疼痛明显而无疱疹出现,且发作2次或以上的面神经麻痹患者,应常规进行免疫球蛋白、补体、T细胞亚群检测。

### (四)其他特殊检查

怀疑患者为莱姆病、麻风病时,可结合临床其他表现(如皮肤红斑、器官侵犯变形)和流行病学特点检测血中螺旋体、特异抗体和麻风杆菌等。

### (五)脑脊液检查

对疑似颅神经型吉兰-巴雷综合征且表现为双侧面神经同时出现周围性瘫痪的患者,应做腰穿、脑脊液检查。结果若呈现蛋白、细胞分离,可资鉴别。

## 七、肌骨超声检查

解剖如显示面神经的颅外段无骨性组织遮挡时,应用现代肌骨超声检查可清晰地显示面神经的解剖位置、形态及结构。因此,选用肌骨超声检查可以测量面神经内径、横截面积、内部回声和周围血流信号等,可实时、动态地检测面神经的改变,为贝尔面瘫面神经病变和疗效评价提供直观的声像学依据。

1.方法

嘱患者放松,仰卧于检查床,头偏向一侧;充分暴露面部及颈部,选用超声诊断仪器高频超声探头(频率为5~20 MHz),扫描茎乳孔出口至腮腺内的面神经分叉点之前的区域,沿面神经体表投影扫描。

2.观察指标

(1)面神经直径:于面神经出茎乳孔后、走行开始平行处测量面神经外径(包括神经外膜)。

(2)面神经横截面积:与面神经直径测量点保持同一水平。

(3)内部回声:以颈部肌群回声为参照对象,面神经回声高于颈部肌群回声为回声增高,面神经回声等于颈部肌群回声为回声减低。

(4)内部血流:采用能量多普勒模式,以Adler半定量法进行血流信号分级,并将其作为分级标准。具体分为4级:0级,无血流信号;1级,1~2个点状血流信号;2级,3条以内短棒状血流信号;3级,≥3条短棒状血流信号。

(5)实时二维剪切波成像:采用SWE模式测量面神经弹性值,测量点应与面神经直径测量点保持同一水平。

(6)超声造影:在超声造影模式下,观察面神经的增强强度、增强模式、造影剂达峰时间及达峰峰值。

## 八、面动脉彩色多普勒检查

1.方法

使用Philips iU Elite彩色多普勒超声诊断仪检测,选用线阵探头(频率为5~12 MHz)。受检查者取去枕仰卧位,充分暴露颈部,头偏向非检查侧。仪器选取浅表超声模式,调节检查深度为3.0 cm,灰阶为80%,将取样框置于面动脉及其分支动脉中心,根据血管管径调整取样容积为1 mm,声速与血流夹角<60°。

2.观察指标

分别测量并记录双侧面动脉、下唇动脉及上唇动脉血流动力学参数(收缩期峰值流速、舒张末期流速及阻力指数)。所有数据测量3次,取平均值。

# 第四节　临床分型

## 一、贝尔面瘫

贝尔面瘫是一种表现为面神经无力或瘫痪的周围性面神经麻痹,是以苏格兰解剖学家Charles Bell名字命名的,又称"特发性面神经麻痹"。贝尔面瘫是周围性面瘫中最常见的类型,可发生于任何年龄阶段,好发于青壮年,无明显性别差异。

### (一)病因病理

贝尔面瘫具体发病原因尚不明确。目前认为是多种致病因素作用于面神经管,引发了面神经的非特异性炎性病变。

#### 1.血运障碍学说

面神经从脑桥发出之后,经内听道及岩骨中狭长的骨性管道——面神经管,最后由茎乳孔出颅腔,分布至面部表情肌。由于外环境因素,如受寒或受冷风吹等诱发因素的骤然刺激,引起血管运动神经的反射,导致茎乳孔处面神经营养血管功能紊乱、动脉血管痉挛收缩,最终导致面神经缺血、水肿、受压。

#### 2.病毒感染学说

感染病毒(如带状疱疹病毒、Ⅰ型单纯疱疹病毒、巨细胞病毒、EB病毒、柯萨奇病毒、人类免疫缺陷病毒等)可致本病。当患者免疫力下降或在各种非特异性因素刺激下,潜伏的病毒被激活并在体内迅速繁殖,进而可损伤面神经。

### 3.免疫异常学说

因机体免疫力降低(如在受寒或过劳后发生面瘫,或者为自身免疫缺陷)所致。

### 4.遗传学说

部分患者有贝尔麻痹家族史或因存在家族性解剖结构异常(如面神经管狭窄)所致。

### 5.其他学说

中医学认为,本病病位在经筋,与手阳明、手少阳、足少阳、足太阳经关系密切,多因正气不足,脉络空虚,卫外不固,外邪趁虚侵袭面部阳明、少阳脉络,导致气血痹阻、面部肌肉失于濡养、筋肌纵缓不收而发病。

### (二)临床表现

本病通常为急性起病,多见单侧面瘫,大部分患者在发病数小时至数日症状达到高峰,进展不超过2~3周。

主要症状如下:

(1)患侧面部表情肌瘫痪,额纹消失,不能皱额蹙眉,眼裂不能闭合或闭合不全。体格检查可见患侧闭眼时,眼球向外上方转动,露出白色巩膜,称为贝尔征。病程中,患者因不能闭眼而易患角膜炎。

(2)患侧鼻唇沟变浅,口角下垂,露齿时,口角歪向健侧;由于口轮匝肌瘫痪,鼓气、吹口哨漏气;颊肌瘫痪,食物易滞留患侧齿龈。

(3)鼓索以上面神经病变可出现同侧舌前2/3味觉消失;镫骨肌神经以上部位受损,可同时有舌前2/3味觉消失及听觉过敏;膝状神经节受累,除有周围性面瘫、舌前2/3味觉消失及听觉过敏外,患者还可有乳突部疼痛,耳郭或外耳道感觉减退及外耳道、鼓膜疱疹。

## 二、亨特面瘫

亨特面瘫,即 Ramsay-Hunt 综合征(Ramsay-Hunt syndrome,RHS),又称膝状神经节炎,是周围性面瘫的一种,因水痘-带状疱疹病毒侵犯膝状神经节所致。临床表现为"耳痛、疱疹及周围性面瘫"三联征,发病率仅次于贝尔面瘫。

## (一)病因病理

膝状神经节位于颞骨岩部内、面神经管起始部弯曲处，它是面神经特殊的内脏感觉纤维——味觉纤维胞体所在的神经节。在受凉、疲劳及机体免疫力低下等诱因下，水痘-带状疱疹病毒侵入膝状神经节，使其发生炎性病变。

## (二)临床表现

本病多为急性起病，好发于各年龄段，以青年人及老年人居多。发病前多有受凉、过劳等病史。

主要症状如下：

(1)初起有全身不适、低热、头痛等症状。

(2)外耳道、耳甲、鼓膜、软腭、舌根及舌前2/3的舌缘上出现带状疱疹，且有发作性或持续性的疼痛，亦称为中间神经痛。

(3)患者会出现听力受损症状和前庭功能受损症状，主要表现为轻中度耳鸣、听觉过敏、眩晕、平衡障碍、自发性水平眼震。

(4)带状疱疹10日内可发生周围性面瘫，患侧额纹消失，不能皱额皱眉，眼睑不能闭合，眼裂变大，鼻唇沟变浅，口角下垂，不能做露齿、鼓腮等动作。

(5)此外，患侧还可出现泪液减少、唾液分泌障碍、舌前2/3味觉减退等症状。

亨特面瘫预后较差。单纯的耳部带状疱疹易恢复，合并面瘫及内耳功能障碍者，病情重且恢复时间较长。据报道，约66%的不完全性麻痹者可以完全恢复正常的面部功能，10%的完全性麻痹者可以完全恢复正常的面部功能。预后情况与年龄、耳部疼痛的程度、面神经麻痹是完全性还是不完全性的、面神经麻痹是否与疱疹同时发病等密切相关。

## 三、外伤性面瘫

本病是因外伤损伤面神经而致面肌瘫痪的一类疾病。近年来，外伤性面瘫已成为面瘫重要的发病原因之一，且呈上升趋势，占面瘫发病率的17%。

## (一)病因

外伤性面瘫的病因主要有交通事故、坠落、枪伤等机械性损伤及物理性损伤、化学性损伤、医源性损伤等。面神经损伤,可因面神经管骨折造成骨折断端移位,碎骨片、听小骨脱位,面神经被撕裂、切割、压迫、扭曲、牵拉,甚至完全断裂;或面神经管虽完整但因出血、血肿损伤鞘膜等导致,还可因脑干损伤、面神经中枢受损而出现中枢性面瘫。

## (二)分类

### 1.病理分类

根据面神经结构损伤的程度、神经损伤的解剖结构和损伤后的病理变化,Sunderland分类法将面神经损伤分为5度。该分类法有助于选择手术时机和评估预后。

(1)1度损伤:多因传导阻滞所致。神经纤维保持完整的连续性,无华勒变性。一般无须特殊处理,通常在伤后数日或数周内,随着传导功能的恢复,神经功能可完全自行恢复。

(2)2度损伤:主要为轴突中断,但神经内膜管完整,损伤远端发生华勒变性。轴突可从损伤部位再生至终末器官,不会发生错位生长。

(3)3度损伤:主要为神经纤维(包括轴突和鞘管)横断,但神经束膜完整。有自行恢复的可能,当轴突再生时,可能长入非原位神经鞘,导致错位生长。

(4)4度损伤:神经束遭到严重破坏或断裂,但神经干通过神经外膜组织保持连续。神经内瘢痕多,很少能自行恢复,需手术修复。

(5)5度损伤:整个神经干完全断裂,伴有大量神经周围组织出血,形成瘢痕,只有手术修复才有恢复的可能。

### 2.病因分类

(1)创伤性面神经损伤:颅脑损伤合并面神经损伤的发病率为5.04%,后者引起面瘫的发生率为3%。颞骨岩部和乳突骨折为本病发生的常见原因,30%～50%岩骨纵行骨折和10%～30%横行骨折可伴发面瘫。此外,面部广泛的软组织挫伤、头面部的贯通伤(特别是枪弹伤)也可引起本病。其中,70%

以上的面瘫是下运动神经元型,创伤性面神经损伤合并听力障碍的发生率达70%以上。

(2)医源性面神经损伤:颅脑手术(如听神经瘤等小脑脑桥角肿瘤切除术)、腮腺切除术、下颌下腺切除术、颞颌关节相关手术均可造成面神经损伤。主要是因术中对神经的过度牵拉或夹伤、误切断、电刀损伤神经等或术后组织水肿、压迫所致。因此,在处理内听道内的肿瘤时,应注意保护血管;术者应熟悉解剖层次及面神经的分支走向,在直视下解剖面神经,动作要轻柔;避免直接、长时间牵拉面神经;少用电凝止血;吸引器尽可能远离面神经,负压不能太大;对于术中误切断的神经,需立即行神经吻合术。

(三)临床表现

主要症状如下:

(1)主要分为额、眶周、面部和口周区域的局部症状,也可表现为同侧全部颜面肌肉瘫痪。额肌麻痹可致患者不能皱眉,眉毛较健侧低,眼裂变大,额纹变浅或消失;眼轮匝肌麻痹可引起眼睑闭合无力。当用力闭眼时,眼球向外上方转动,巩膜暴露;颊肌瘫痪时,可引起闭嘴时口角下垂,鼓腮漏气,鼻唇沟变浅,不能做吹口哨动作,吃饭时食物存于颊部与牙龈之间。面瘫恢复期可出现患侧的连带运动或过度运动。

(2)在茎乳孔以上累及鼓室神经者,可有舌前2/3味觉障碍和患侧唾液分泌的减少。

(3)面神经管垂直段更高部位受损时,患者可出现听觉过敏。

(4)膝状神经节(累及岩浅大神经)以前受损时,患者可有同侧泪液分泌减少或停止、眼结膜干燥。

(5)内耳道或小脑脑桥角损伤,可引起耳聋、眩晕等。

(6)脑干内段损伤常伴随外展神经麻痹和对侧肢体偏瘫,故称为脑桥腹外侧综合征,又称Millard-Gubler综合征。

(7)面神经损伤还可伴有外耳道出血和脑脊液耳漏。

(四)诊断

根据患者头颅外伤史,并结合临床表现(如周围型面瘫、听力损失、鼓膜损伤或鼓室积血,有时伴脑脊液耳漏等)可做出初步诊断。

颞骨高分辨薄层CT扫描、镫骨肌试验、泪腺分泌试验(Schiermer试验)、味觉试验、颌下腺流量试验可初步明确损伤部位,电测听、中耳分析等听力学检查和前庭功能检查对手术入路的选择具有重要的意义。

根据面瘫的出现时间和程度、神经和肌肉的电兴奋性与肌电图检查可判定损伤的严重程度。

(五)预后

外伤性面瘫应尽早诊断,同时应及时采用药物、手术、针灸、理疗等综合治疗措施,以最大可能地恢复面神经,减少并发症的发生。面神经损伤后,神经的完整性恢复得越早,远期效果就会越好,因此早期诊断和早期修复尤为重要。

# 第五节　常用西医治疗

## 一、药物治疗

依据2016年制订的《中国特发性面神经麻痹诊治指南》的建议治疗。

### (一)糖皮质激素

对于所有无禁忌证的16岁以上的患者,急性期应尽早口服糖皮质激素,有利于促进受损神经的尽快恢复,改善预后。通常选择泼尼松或泼尼松龙口服,每日30~60 mg,连用5日,之后于5日内逐步减量至停用。发病3日后口服糖皮质激素能否获益尚不明确。儿童特发性面神经麻痹恢复通常较好,使用糖皮质激素能否获益尚不明确;对于面肌瘫痪严重者,可根据具体情况选择用药。

## (二)抗病毒治疗

对于急性期患者,可根据具体情况尽早联合使用抗病毒药和糖皮质激素,可能会有获益,特别是对于面肌无力严重或完全瘫痪者,但不建议单独使用抗病毒药治疗。抗病毒药可以选择阿昔洛韦或伐昔洛韦,如阿昔洛韦口服每次 0.2 ~ 0.4 g,每日 3 ~ 5 次,或伐昔洛韦口服每次 0.5 ~ 1.0 g,每日 2 ~ 3 次;疗程 7 ~ 10 日。

## (三)神经营养剂

临床上通常给予B族维生素,如甲钴胺和维生素 $B_1$ 等。

## 二、物理疗法

治疗面瘫的物理方法很多,包括物理因子疗法、运动疗法等。物理疗法,即物理因子治疗方法,是指将自然或人工的物理因子作用于人体,通过神经、体液、内分泌等生理调节机制来达到保健、预防、治疗和康复目的的治疗方法,简称理疗。物理因子疗法具有无创、无痛、不良反应少、收效快、疗效持久的特点。

物理因子疗法可有效改善血液循环,具有镇痛镇静、消炎消肿、兴奋神经肌肉、缓解肌肉痉挛、软化瘢痕、松解粘连、促进伤口愈合、加速骨痂形成、增强免疫力、脱敏等作用。

物理因子疗法可分为电疗、光疗、声疗、磁疗、热疗、冷疗、水疗、机械疗及其他疗法。常用的治疗周围性面瘫的物理因子疗法有超短波疗法、微波疗法、调制中频电疗法、直流电药物离子导入疗法、红外线疗法和激光疗法等。

采用物理疗法可有效地恢复面神经功能,具有简便易行、经济实惠、疗效快、疗程短、不良反应小、效果显著、无痛苦、患者耐受性好等优点。对于面瘫患者而言,根据不同程度、不同时期的面神经损伤选择合适的疗法,将有助于其面神经功能的恢复。

## (一)急性期的物理疗法

面瘫急性期物理治疗的主要目的在于控制面神经缺血、水肿及髓鞘、轴突的变性,改善局部血液循环,消除面神经缺血、水肿,增加感觉输入,增强神经肌肉反应及运动感觉,诱发肌肉收缩。可选用超短波疗法、微波疗法、直流电药物离子导入疗法、鲁德疗法(Rood疗法)、本体感觉神经肌肉促进(proprioceptive neuromuscular facilitation,PNF)疗法等。

1.超短波疗法

超短波疗法,是指将波长为1~10 m的高频电场作用于人体治疗疾病的方法。

(1)治疗作用:超短波疗法可改善局部血液循环,有利于水肿的消散,促进代谢产物、炎症产物、细菌毒素的排泄和消除,从而在炎症早期产生镇痛、消炎的作用。同时,超短波疗法还有增强机体免疫力、抑制自由基、促进炎症消退的作用。

(2)治疗方法:采用合适型号的超短波电疗机,将小号的长方形电极分别置于患侧面部及患侧耳后茎乳突孔处,斜对置,间隙2~3 cm,急性期1级(无热量),每次10 min,每日1次。1周后,2级(微热量),每次15 min,每日1次,10~15次为一个疗程。

(3)注意事项:

①治疗室需用木质地板及床椅,室内减少配置金属材质设施;治疗前,去除患者身上所有金属物(如金属饰品、钥匙、各种磁卡、手机及金属假牙等);

②治疗中,患者不能触摸仪器、其他金属物品、他人肢体,注意询问患者感受,防止发生烫伤;

③疗程结束后,暂停超短波治疗至少10日,方可进行下一个疗程;

④面部治疗时,勿使用前后对置法;

⑤采用大功率超短波治疗时,不宜采用单极法。

2.微波疗法

微波疗法,是指将频率为300~300 000 MHz、波长为1 mm~1 m的超高频电磁波作用于人体治疗疾病的方法。

(1)治疗作用:微波疗法可升高组织温度,加强局部血液循环,加快组织代谢,有助于消肿和消除代谢炎症因子;同时可作用于周围神经,有镇痛的作用;作用于肌肉,可缓解肌肉痉挛和降低肌张力;可使成纤维细胞增殖、胶原纤维增加、肉芽组织增多,加速伤口的愈合;可使组织细胞化学成分发生改变,破坏细菌的DNA等生长关键成分,抑制细菌的生长和繁殖,从而提高机体免疫力。

(2)治疗方法:多采用距离辐射法。将圆形辐射器的中心对着患侧乳突及耳区之间,辐射器距离面部5～10 cm,无热量或者微热量,每次10～15 min,每日1次,10次为一个疗程。

(3)注意事项:

①患者有活动性肺结核、高热、出血倾向的疾病;重症高血压有痛觉、温觉障碍者;不能明确表达微波感受的患者及年幼患者;孕妇忌用;

②调节微波强度时应谨慎,温热稍强时,虽患者仍感觉舒服,但治疗后易起疱,故不能随意调整热量;

③长期受微波辐射,对人体有一定的危害。因此,医生操作完毕后,应远离治疗仪2～3 cm,以减少微波的辐射。

3.直流电药物离子导入疗法

直流电药物离子导入疗法,是指使用直流电将药物离子通过皮肤、黏膜或伤口导入体内进行治疗的方法。

(1)治疗作用:可以将药物直接导入病灶,并在局部保持较高的浓度,药物导入后,会在皮肤内形成"离子堆",不会像其他药物很快地经血液循环代谢,所以导入的药物在体内贮存的时间长,疗效持久。

(2)治疗方法:常用的导入药物有1%～5%碘化钾、维生素$B_1$等。碘离子可促进炎症产物的吸收、神经纤维的再生,避免神经粘连。维生素$B_1$参与体内糖代谢,可维持神经、消化系统功能正常及营养周围神经。治疗时,运用对置法,将主电极阳极置于面部、负电极阴极置于颈后,视导入药物的性质决定使用阴极或者阳极将药物导入体内,如阴极下导入碘离子、阳极下导入维生素$B_1$。治疗电量适宜,防止发生烧伤。每日1次,每次20 min,10～20次为一个疗程。导入前,可先进行温热理疗,以增强疗效。

(3)注意事项:

①开处方前,询问患者对拟导入的药物有无过敏,对可能发生过敏的药物做皮肤敏感试验。药物过敏者禁用此疗法。

②配制导入药液的溶剂一般多采用蒸馏水、无离子水、乙醇、葡萄糖溶液等。

③配制的药液应放在玻璃瓶内保存,需避光保存的药液应放在棕色瓶内,瓶盖要盖严,保存时间一般不超过1周。

4.鲁德疗法(Rood疗法)

该疗法源于19世纪发育学和神经生理学理论的发展,由美国治疗师Margaret Rood在20世纪50年代提出,主要观点包括感觉输入决定运动输出,运动反应按一定的发育顺序出现,身、心、智是相互作用的。技术上重点强调有控制的感觉刺激,利用运动诱发出有目的的反应,故又被称为多感觉刺激疗法。该疗法适用于面瘫发病早期。

面瘫发病1周后,王莹等采用Rood疗法并联合其他治疗方法刺激面部,具体如下:

(1)触觉刺激:用软毛刷在患侧快速往返刷擦,以一个肌群的范围为一个刺激单位,反复多次,以面部皮肤微红为宜,每个肌群刺激1~2 min。

(2)轻敲拍打:用手指末梢轻敲拍打患侧皮肤,频率为20~28次/min,拍打4~5 min。

(3)温度刺激:将36~40℃的热敷袋置于患侧面部,以肌群为单位,每个肌群热敷约3 min。

以上治疗每日1次,4周为一个疗程。

5.本体感觉神经肌肉促进疗法

本体感觉神经肌肉促进疗法是以人体发育学和神经生理学原理为基础,运用对角线和螺旋形运动模式,同时利用运动觉和视觉、听觉、触觉等刺激增强本体感觉输入,增强神经肌肉反应及运动感觉,诱发肌肉收缩并使其以正常的运动方式进行活动的方法。该疗法治疗重度周围性面瘫患者的效果较好。治疗中,应根据患者的肌力情况选用不同的操作方法和特殊技术,不断重复刺激肌肉,并辅以视觉等感官刺激信号,帮助患者提升面神经功能。

许梦雅等采用PNF疗法治疗重度周围性面瘫疗效确切,具体方法如下:

(1)枕额肌:指令患者抬眉,治疗师用双手在前额处给予阻力,向下端和内侧施力。

（2）皱眉肌：指令患者皱眉，治疗师用双手在眉毛外上方处给予阻力。

（3）眼轮匝肌：指令患者闭眼，治疗师用双手对眼睑轻柔地施加对角的阻力。

（4）提上唇鼻翼肌：指令患者皱鼻，治疗师用双手在靠近鼻子处给予阻力，向下、向外施加。

（5）笑肌、颧大肌和颧小肌：指令患者示齿，治疗师用双手在口角向内侧稍偏下方给予阻力。

（6）口轮匝肌：指令患者努嘴，治疗师用双手示指和中指分别在口角处向上唇的外上方、下唇的外下方施加阻力。

（7）颊肌：指令患者面颊向内对抗压舌板，治疗师以压舌板在两颊内侧施加向外的阻力。

以上治疗每日1次，4周为一个疗程。

## （二）面瘫恢复期及后遗症期的物理疗法

面瘫恢复期及后遗症期的物理治疗主要以恢复表情肌功能、促进肌纤维收缩和血液循环、使神经支配的肌纤维肥大与强化、有效控制面肌痉挛和防止面肌萎缩、促进功能恢复为主。可继续应用超短波疗法、微波疗法、直流电药物离子导入疗法，操作方法同急性期。此外，还可应用红外线疗法、调制中频电疗法、激光疗法、肌内效贴贴扎疗法、运动疗法、推拿疗法等促进面神经功能的恢复。

### 1.红外线疗法

红外线疗法，是指应用红外线治疗疾病的方法。红外线是指波长范围为760～1000 μm的不可见光。在光谱中位于红光之外，是波长最长的部分。医用红外线是指波长在400～760 μm的光线。

（1）治疗作用：红外线作用于人体组织，可使细胞分子运动速度加快、局部产热、组织温度升高。其对人体最主要的是热作用。热能使细胞吞噬能力加强、局部代谢旺盛、细胞氧化过程加快等。机体组织通过吸收红外线产生热效应，从而产生一系列的治疗作用，如促进血液循环、组织再生、缓解肌肉痉挛、消炎、镇痛，增强免疫力，使局部表面干燥，软化瘢痕，松解粘连。

（2）治疗方法：采用红外线电疗仪照射患侧局部皮肤，温度以患者舒适为宜，照射时间每次 15～30 min，每日 1 次，10 次为一个疗程，可单独照射治疗，亦可在针刺治疗的同时进行照射治疗。

（3）注意事项：

①治疗仪应在安全的环境下使用。避免温度过高或过低，避免环境潮湿。

②对于神志昏迷或局部有感觉障碍、血液循环障碍或瘢痕者一般不予照射。上述人群必须采用本法治疗时，应减少治疗剂量，避免发生烫伤。

③治疗时，患者应佩戴护目镜，或用布、纸巾等覆盖眼部，避免红外线直射眼部，造成损伤。

④照射剂量、辐射量过大时，局部可出现褐色大理石样的色素沉着或水疱，需及时处理和停止照射。

2.调制中频电疗法

调制中频电疗法，是应用低频电流调制的中频电流来治疗疾病的方法，又称脉冲中频电疗法。调制后，输出的中频电流幅度将随着低频调制波的变化而变化。低频调制波的频率一般在 1～150 Hz，这是低频脉冲电流治疗的最佳频率段。

（1）治疗作用：调制中频电流兼有低中频电流的优点。作用明显，以100 Hz 的低频调制波对中频电流进行全波连续调制、间歇调制或变频调制时，镇痛效果较好，且有较强的舒适感。调制中频电疗法可增加局部或相应部位的血管和毛细血管开放数量，加快血流速度，升高组织温度，有明显的促进血液循环和淋巴回流的作用。调制中频的间调波和逐渐增大的调幅波因强度变率较大，可明显提高运动神经和肌肉的兴奋性。

（2）治疗方法：将导电橡胶电极的一电极放置于耳后下茎乳突孔处，另一电极放置于面部，电流强度根据患者的耐受程度设置，每次 20 min，每日 1 次，10～15 次为一个疗程。治疗处方可交替使用，治疗部位可根据病情调整，常用部位有额肌、提上唇肌、压鼻肌、颧大肌、颧小肌、提口角肌、笑肌、口轮匝肌和颊肌等。

(3)注意事项:

①治疗前,检查局部皮肤有无疱疹或者破溃,治疗区域如有大面积破损时,则不能进行治疗;破损较小者,电极应避开破损处。

②治疗中,缓慢调节电流的输出,注意询问患者感受。若治疗后电极下的皮肤出现鲜红色斑块,说明电流量较大,下次治疗时应调小电流强度。注意肌肉有无疲劳,及时调整治疗参数。

3.激光疗法

激光疗法,是指运用激光治疗疾病的方法。它具有亮度高、方向性好、单色性好及相干性强等特点。

(1)治疗作用:激光可刺激机体释放自身疼痛消除化学物质,减少引起疼痛介质的数量,具有镇痛的功效;从细胞水平上进行生物刺激,可加快ATP的合成,进一步促进RNA和DNA的合成,加速细胞修复,加快细胞活动。因此,此疗法可加快溃疡和伤口的愈合,促进神经再生,促进血液循环,加速淋巴排毒,提高机体免疫力。

(2)治疗方法:用低功率氦氖激光器加装聚焦镜头。功率为0.6~3 mW,距离为0.2~0.5 cm,光斑为0.1~0.2 cm²,可穿透10~15 mm。常用穴位有阳白穴、下关穴、颊车穴、地仓穴、合谷穴(健侧)。每穴照射5 min,隔日1次,12次为一个疗程。

(3)注意事项:

①激光束亮度极强,治疗者与接受面部激光治疗的患者均需佩戴防护眼镜。治疗者应定期检查身体,特别是视网膜。

②治疗过程中,患者不得随意挪动体位或激光管。

4.肌内效贴贴扎疗法

肌内效贴起源于日本,Dr.Kenzo Kase首创软组织贴扎疗法。该疗法早期主要用于运动损伤的防治,历经数十年的发展,目前已推广至美容及神经康复等领域,主要用于改善患者局部血液循环、减轻软组织肿胀及疼痛、促进淋巴回流、加速软组织功能的恢复。采用肌内效贴贴扎疗法治疗周围性面瘫,可以增强局部触觉和肌肉本体感觉的输入,协助面部肌肉收缩,改变运动神经元的兴奋状态,进而促进面神经功能的恢复。

屈菲等采用肌内效贴贴扎疗法治疗周围性面瘫,疗效明显。具体使用方法如下:

(1)额纹消失、变浅:将"爪"形贴贴布基部固定于眉头与发际上1/3与下2/3交界处,左侧尾端贴布以自然拉力贴至攒竹穴上方1 cm处,中间尾端贴布以自然拉力贴至鱼腰穴上方0.5 cm处,右侧尾端贴布以自然拉力贴至丝竹空穴上方1 cm处。

(2)眼睑闭合不全:将"Y"形贴贴布基部固定于瞳子髎穴外1.5 cm处,闭眼时,上侧尾端贴布以自然拉力沿眶上缘贴至眼轮匝肌上方,睁眼时,下侧尾端贴布以自然拉力沿眶下缘贴至眼轮匝肌下方。

(3)嘴角㖞斜者:将"爪"形贴贴布基部固定于耳屏前方,上侧尾端贴布以自然拉力贴至眉上方,中间尾端贴布以自然拉力贴至鼻翼迎香穴处(贴时嘱患者张口)。下侧尾端贴布以轻度拉力贴至嘴角下方(贴时嘱患者张口)。

5.运动疗法

运动疗法应用于面瘫康复治疗,能有效促进面部血液的循环,延缓肌肉的萎缩,改善面部的症状。具体方法如下:

(1)面瘫主要累及枕额肌额腹、眼轮匝肌、提上唇肌、额肌、提口角肌、口轮匝肌和下唇方肌。对这些肌肉进行功能训练,可促进面部表情肌运动功能恢复正常。每日2~3次,每个动作训练10~20次。

(2)抬眉训练:抬眉动作的完成主要依靠枕额肌额腹的运动。嘱患者上提健侧与患侧的眉目,有助于抬眉运动功能的恢复。

(3)闭眼训练:闭眼动作主要依靠眼轮匝肌的收缩来完成。训练患者闭眼,嘱患者开始轻轻地闭眼,两眼同时闭合10~20次,如不能完全闭合眼睑,露白时可用示指指腹沿眶下缘轻轻地按摩,然后再用力闭眼10次,有助于眼睑闭合功能的恢复。

(4)耸鼻训练:耸鼻动作主要靠提上唇肌及压鼻肌的收缩来完成。耸鼻训练可促进压鼻肌、提上唇肌运动功能的恢复。少数患者不会进行耸鼻运动,训练时注意嘱其往鼻子方向用力。

(5)示齿训练:示齿动作主要靠额大肌、额小肌、提口角肌及笑肌的收缩来完成。这四块肌肉运动功能的障碍是引起口角㖞斜的主要原因。训练时,嘱患者口角向两侧同时运动,避免只向一侧用力。

(6)努嘴训练:努嘴主要靠口轮匝肌的收缩来完成。进行努嘴训练时,嘱患者用力收缩口唇并向前努嘴。口轮匝肌的功能恢复后,患者能够鼓腮,刷牙漏水或进食流口水的症状随之消失。进行努嘴训练时,嘱患者同时训练提上唇肌、下唇方肌及额肌的运动功能。

(7)鼓腮训练:此训练有助于口轮匝肌及颊肌运动功能的恢复。鼓腮漏气时,可用手上下捏住患侧口轮匝肌进行训练。患者能够进行鼓腮运动,说明口轮匝肌及颊肌的运动功能恢复正常,刷牙漏水、流口水及食滞症状消失。此训练有助于防治上唇方肌的挛缩。

训练时,应遵循以下注意事项:

①向患者说明面部神经肌肉解剖结构及面神经损伤后疾病的发生发展过程,帮助患者正确认识疾病。

②结合患者损伤情况,制订切实可行的训练计划,帮助患者了解面肌功能训练的意义及训练要点。

③尽早让患者进行训练。开始时,先做容易的动作,由治疗师指导,不会做的动作可以从健侧学起,反复练习,直至患侧与健侧运动基本一致。

④患者出院后,嘱家属协助患者训练,并要求患者每日对着镜子练习2～4次。长期坚持,如有病情变化,随时复诊。

⑤定期复查,检查训练方法及疗效,随时调整治疗方案。

### 6.推拿疗法

具体见本书第四章第五节中"推拿治疗面瘫研究概况"相关内容。

### 7.其他物理治疗方法

临床上治疗面瘫的物理方法很多,除以上疗法外,还有一些其他物理疗法可以缩短疗程、提高疗效。例如,郭青华等在常规药物的基础上加用无损伤电极脉冲电刺激面部穴位治疗面瘫疗效显著;金涛等通过研究发现,半导体激光辅助治疗面瘫能明显提高治愈率;张轶美通过临床研究认为,电磁疗结合面部表情肌锻炼可有效地恢复面神经功能,具有简便易行、经济实惠、疗效快、疗程短、不良反应小、效果显著、患者耐受性好等优点;还有的学者研究认为,早期应用红外线联合高压氧治疗面瘫疗效好,有利于减少后遗症。

## 三、手术疗法

### (一)面神经减压术

面神经减压术是面瘫的手术治疗方法。由于颅内病变、颅外伤、手术损伤面神经,或因中耳炎等导致水肿、鞘膜内出血等造成周围性面瘫,应争取及早开放面神经管,行面神经减压术或面神经松解术。

面神经减压术是Balance教授于1932年首次对贝尔面瘫患者实行的手术操作。该手术通过去除骨质、切开神经鞘膜对面神经进行减压,可能对周围性面瘫的恢复有一定的帮助。但是到目前为止,临床对面神经减压术治疗贝尔面瘫的效果仍存在争议。

### (二)面神经吻合术

该手术是将供体神经切断后,与面神经远端直接吻合(以牺牲全部或部分供体神经功能为代价)、营养并支配面肌运动的一种手术治疗方式。具体包括副神经-面神经吻合术(AFA)、舌下神经-面神经吻合术(HFA)、咬肌神经-面神经转位术(MFNN)、其他神经-面神经吻合术。

作为一种能同时恢复静态和动态面容的成熟外科学技术,该疗法目前已广泛用于临床。

## 四、康复调养

在康复的过程中,对面瘫患者进行科学的调养和护理是很重要的一环,主要有以下几个方面的调护。

### (一)面瘫急性期

#### 1.饮食注意事项

饮食应清淡,禁食辛辣刺激性食物,如辣椒、葱、大蒜、花椒等。多食新鲜蔬菜、粗粮、黄豆制品、大枣、瘦肉等及含钙丰富的食物(如排骨、牛奶、芝麻等)。

2.面部保暖

面部不宜吹风,以免加重病情。面部可用毛巾热敷,每日3~4次。天气寒冷时,面部宜保暖、避风寒。

(二)面瘫恢复期及后遗症期

合理膳食、加强营养及远离寒冷的环境,避免吹冷风,尤其注意头面部的保暖。外出时,患者应佩戴帽子、围巾、口罩,防止面瘫复发或加重。

(三)其他

由于眼睑闭合不全,瞬目动作及角膜反射消失,角膜长期外露,易造成眼内感染,故患病后需减少用眼。外出时,患者应佩戴墨镜;睡觉时,患者应佩戴眼罩,以达到保护眼睛的目的。

(四)功能锻炼

坚持按照以下方法进行功能锻炼,可促进面神经功能的恢复。患者可自己对着镜子进行锻炼。

1.推摩面部

先将手掌搓热置于面部,从下颌经口周、颊部、鼻唇沟、眼眶至前额,反复推摩约3 min,至面部微热。

2.患侧抬眉

上提双侧眉毛10次,主要是锻炼枕额肌,可视自身情况用手给予辅助或者向下施加阻力。

3.闭眼

闭双眼10次,锻炼眼轮匝肌,如患侧闭合不完全,可用示指指腹给予辅助。

4.耸鼻

向上提耸鼻子10次,锻炼上唇肌及压鼻肌,同样可视自身情况给予辅助或施加阻力。

5.鼓气

双唇尽力紧闭,使双侧面颊呈鼓腮状态10次,主要锻炼口轮匝肌。

6.示齿

做示齿动作10次,主要锻炼颧大肌、颧小肌、提口角肌、笑肌,重点加强患侧示齿功能。

(五)穴位按摩

每个穴位按摩1~2 min,常用穴位具体如下:

1.攒竹

属足太阳膀胱经,位于眉头处,沿着内眼角向上至眉毛稍下位置的凹陷处。

2.阳白

属足少阳胆经,位于前额部,当瞳孔直上、眉上1寸。

3.承泣

属足阳明胃经,位于瞳孔之下,当眼球及眼眶中间的凹陷处。

4.四白

属足阳明胃经,位于目正视、瞳孔直下,当眶下孔凹陷处。

5.迎香

手阳明经和足阳明经的交汇点,位于鼻翼外缘中点旁,当鼻唇沟中。

6.颊车

属足阳明胃经,位于脸部下颌角前一横指或咬肌最高处。

7.地仓

属足阳明胃经,为阳跷、手足阳明之会,位于面部、口角外侧,瞳孔直下。

(六)适当运动

加强身体锻炼,保证充足的睡眠和休息,避免疲劳。

(七)心理护理

面瘫可致患者面容改变,易使患者产生焦虑、抑郁的心理,故医护人员应耐心地做好解释和安慰、疏导工作,使患者情绪稳定并在身心处于最佳状态时接受治疗和护理,进而提高治疗效果。

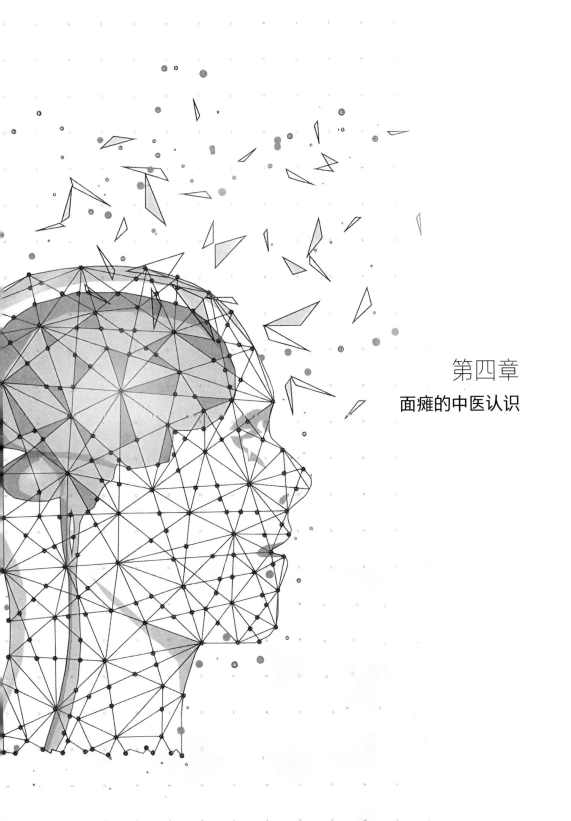

第四章

面瘫的中医认识

## 第一节　历史沿革

面瘫属于中医"口喎""口眼喎斜"范畴。古代文献虽然没有"面瘫"的名称,但一直有关于面瘫相关症状的记载。

### 一、先秦时期

《黄帝内经》中记载有关本病的病名、病因、病位、治疗原则等,如《灵枢·经脉》云"胃足阳明之脉……是主血所生病者……口喎",《灵枢·经筋》云"卒口僻,急者目不合,热则筋纵,目不开,颊筋有寒,则急引颊移口;有热,则筋弛纵,缓不胜收,故僻……治在燔针劫刺,以知为数,以痛为腧。""口喎""僻""卒口僻""口目皆僻""卒口僻"等名称首见于《灵枢》。《灵枢》记载了本病的病因病机,书中认为,本病为寒热所致,并有"目不合""目不开""移口"等典型症状,明确提出了本病的治疗原则——"燔针劫刺,以知为数,以痛为腧",为后世医家诊治周围性面瘫奠定了基础。

### 二、两汉时期

医圣张仲景在《金匮要略·中风历节病脉证并治第五》中云"寸口脉浮而紧,紧则为寒,浮则为虚,寒虚相搏,邪在皮肤。浮者血虚,络脉空虚,贼邪不泻,或左或右,邪气反缓,正气即急,正气引邪,喎僻不遂",强调了本病以本虚为主,同时因外感邪气而致。"喎僻不遂"是指面瘫及半身不遂,"喎僻"为中风的症状之一,即中枢性面瘫。

### 三、隋唐时期

隋唐时期有医家记载了面瘫的病位及所用方药。隋代巢元方在《诸病源候论》中云"风邪入于足阳明、手太阳之经,遇寒则筋急引颊,故使口喎僻,言语不正,而目不能平视",指出了风寒侵袭是面瘫的病因,病位在足阳明经、手太阳经脉及经筋。

唐代孙思邈在《备急千金要方》和《千金翼方》中记载了一些治疗口僻的方药。比如,肉桂酒治疗"口面相引,口偏僻";枳茹酒"主口僻眼急大验,治缓风急风并佳";甘草汤"治偏风积年不瘥,手脚枯细,面口㖞僻,精神不定,言语倒错"等。

## 四、宋金元时期

宋金元时期,面瘫的名称及分类有了新的发展。"口眼㖞斜"首次出现于南宋陈无择的《三因极一病证方论》中。书中云:"人或中邪风,鲜有不致毙者。故入脏则难愈,如其经络空虚而中伤者,为半身不遂,手脚瘫痪,涎潮昏塞,口眼㖞斜,肌肤不仁,痹瘃挛僻。随其脏气,所为不同,或左或右,邪气反缓,正气反急,正气引邪,僻不遂。"这里提到了脑中风出现的中枢性面瘫。宋金元时期,医家多将面瘫作为中风的兼症治疗,但已有部分医家开始认识到面瘫不一定都是由中风引起的。

金代张从正发现,治疗中风的方法不能使所有面瘫痊愈,他在《儒门事亲》中首次将周围性面瘫从中风兼症中区别开来,单独从经络论治,即"口眼㖞斜者,俗工多与中风掉眩证一概治之……然而不愈者,何也？盖知窍而不知经,知经而不知气故也。"

元代李东垣在《医学发明》中记载:"中血脉则口眼㖞斜,亦有贼风袭虚,伤之者也。"元代罗天益在其所著的《卫生宝鉴》中记载"风中脉则口眼㖞斜,中腑则肢体废,中脏则性命危",指出了周围性面瘫与中枢性面瘫的区别,还指出了中风中脏与中腑的区别。

可见,古代医家已将"中枢性面瘫"和"周围性面瘫"做了区别,虽未明确命名,却在病因病机和治法上进行了区别。

## 五、明清时期

明清时期,各医家对面瘫的病位、病因病机、方剂、分类等继续加以完善。清代李学川在《针灸逢源》中云"口眼㖞斜,此由邪犯阳明、少阳经络……"他指出了口眼㖞斜的病位在手足阳明经及手足少阳经。

清代吴谦在《医宗金鉴》中提出"中风有内生,外中二因",并指出内生是因"胃浊生痰,志极动火"所致,会有"痰迷不语,火发神昏"的症状,外中是因"形气不固,感召风邪"所致,会有"筋骨不用,口眼㖞斜"的症状。

明代吴昆在《医方考》中提出了治疗周围性面瘫的具体方药——牵正散("中风口眼㖞斜,无他证者,牵正散主之"),与治疗中风的方药明显不一样("中风口眼㖞斜,痰涎壅盛者,省风汤主之")。吴昆还提出了治疗面瘫的外用方药,即"中风口眼㖞斜僻在左,以改容膏敷其右,㖞僻在右,以此膏敷其左"。

清代吴谦在《医宗金鉴》中提出:外中风会有"筋骨不用,口眼㖞斜"的症状。此处的外中风是指周围性面瘫。明代王肯堂在《证治准绳·杂病》、清代吴昆在《医方考》中所言的"中风"均指中枢性面瘫。

直至清代《针灸集成》中才出现"面瘫"之名。此后各医家著作出现的"面瘫""口眼㖞斜""吊线风""歪嘴风"等均相当于周围性面瘫。1995年,国家中医药管理局《中医病证分类与代码》正式将此类病证归为"面瘫病"(BNV120)。

# 第二节　病因病机

从《黄帝内经》开始至今,古代及现代很多医家都对本病的病因病机进行了研究,形成了不同的学术观点。《针灸学》(第3版)教材指出,本病病位在面部,与阳明、太阳经筋密切相关。如《灵枢·经筋》有言:"足之阳明,手之太阳,筋急则口目为僻,眦急不能卒视。"经气闭阻,面部经筋失于濡养,筋肉失于约束,筋肌弛缓不收,发为本病。若病久不愈,气血虚损,面部筋肉(肌肉)失去濡养而枯槁、萎缩,终致口眼㖞斜难以恢复。

## 一、风邪侵袭

《灵枢·经筋》言："卒口僻……颊筋有寒,则急引颊移口,有热则筋弛纵缓,不胜收,故僻。"《诸病源候论》又云："风邪入于足阳明、手太阳之经,遇寒则筋急引颊,故使口僻,言语不正,而目不能平视。"《诸病源候论》云："手三阳之筋,并结于颔颊;足阳明之筋,上夹于口。诸阳为风寒所客则筋急,故口噤不开也。"《圣济总录》言："论曰足阳明脉循颊车。手太阳脉循颈上颊。二经俱受风寒气。筋急引颊。令人口㖞僻。"窦材所著《扁鹊心书》中记载:"治贼风入耳,口眼㖞斜之证。"《医学入门》云："风邪初入反缓,正气反急,牵引口眼㖞僻。"《医宗金鉴》记载："㖞僻者,风牵㖞僻也。"《诸病源候论》记载："是体虚受风……"书中还记载："是体虚受风,风入于夹口之筋也……其筋偏虚,而风因乘之……故令口㖞僻也。"上述医家均认为,本病乃体虚或络脉空虚,正气不足,加之风邪乘虚侵袭人体而出现了"㖞僻不遂"。

## 二、气血亏虚

喻嘉言在《医门法律》中云"口眼斜,面部之气不顺也",指出周围性面瘫是由人体内部血液衰涸、不能荣润面部筋脉引起的;林佩琴在《类证治裁》中云："〔口眼㖞斜〕血液衰涸,不能荣润筋脉。"她认为,本病是因气血不足、经脉失于气血津液荣养而致面部经筋络脉阻滞不畅,遂发为本病。

## 三、正气不足

《素问·刺法论》云："正气存内,邪不可干……邪之所凑,其气必虚。"书中指出正气充足,才能保证身体健康。若患者体虚,正气不足,卫外不固,易感受外邪侵袭。

## 四、其他病因

楼英在《医学纲目》中记载："口眼㖞斜者,多属胃土……缓者,筋脉纵也。木为金乘,则土寡于畏……故目㖞斜者,多属胃土有痰。"其认为肝失其条达、升发之性,不能正常疏泄,则脾土易受木乘而致中焦壅滞,由此可知面瘫致病之因,非独为风所致,寒暑湿痰之邪均可导致。《针灸大成》记载:"醉后卧睡当风,贼风串入经络,痰饮流注,或因怒气伤肝,房事不节,故得此症。"上述医家均认为本病可由多因素引起。

此外,若病程迁延,邪盛正虚,耗伤气血,气为血帅,气虚则无力推动气血运行,气血不畅,引起脉络瘀阻,进而形成正虚邪恋、虚实夹杂之势,正邪虚实缠绵,日久不得愈,此即难治性面瘫。

# 第三节 辨证分型

面瘫是指以口眼向一侧㖞斜为主要表现的病证。不同医家基于中医经典书籍和临床经验,对面瘫的中医分型有不同的认识。

## 一、分为两型

陈全新教授认为,原发性面瘫和继发性面瘫因发病原因不同,故有不同的中医分型。其中,原发性面瘫分为风寒袭络和风滞经络两型。风寒袭络型面瘫是风寒之邪侵袭面部经络所致,有明确的外感风寒史,治当温经通络;风滞经络型面瘫是由风邪停滞于面部经络引起的面瘫,无明显寒象,临床多见于酒后受风或夏季面部直对冷风所致,治当祛风通络。继发性面瘫分为热毒伤络及血瘀伤络两型,其中热毒伤络型面瘫多为热毒之邪损伤面部经络所致,治当清热解毒;血瘀伤络型面瘫多为外伤致瘀血停滞面部经络所致,治当活血祛瘀通络。

吴清明教授结合多年临床经验,将面瘫分为风寒型和正气亏虚型。风寒型为外感风寒之邪,内兼阳气不足导致,治以祛除风寒之邪,兼补益阳气;正气亏虚型面瘫多为气血不足、正气亏虚所致,治以扶正益气为重,兼以祛瘀。

## 二、分为三型

符为民教授认为,面瘫的病机应责之于风、痰、瘀阻及气血亏虚等,强调该病辨证可从病程、症状着手,辨明病因病位,临床常分为风邪袭络、风痰阻络、气血亏虚三型。其中,风邪袭络型是因风邪侵袭面部阳明经脉导致气血痹阻,经络失养,筋脉弛缓无力而发病。寒、湿、热诸邪均可依附于风邪侵袭络脉,痹阻经气,故治疗上主要采取温经通络的方法。风痰阻络型的主要病机是患者素体亏虚,痰饮内伏,复感风邪,伏痰遇感引触,或因气郁痰扰、痰动生风导致风痰搏结,又风性善行,挟痰上扰面部,痹阻阳明络脉,致经气壅遏不行,经脉失养而成面瘫,治疗上多以祛风化痰、温经通络为治则。气血亏虚型的病机为患者久病体弱,气血亏虚,气属阳主动,血属阴主静,气虚不能鼓舞血行,导致面部肌肤失于荣养,或因气血亏虚致经脉瘀阻而致,临床上多治以益气养血。

梁栋富教授强调,在临床治疗过程中,需注意区分疾病的寒热、虚实,根据患者临床表现可将面瘫分为风寒袭络、风热入络、气血不足三型。风寒袭络型患者通常有受凉史,伴有恶寒、发热、鼻塞流涕、肢体沉重疼痛、舌淡红、苔薄白、脉浮紧等表现;风热入络型患者通常有发热、微恶寒、口干口渴、咽痛、舌红、苔薄黄、脉弦滑等表现;气血不足型患者通常久病迁延不愈,伴有面色淡白、肢体倦怠乏力、头晕、舌淡白、脉沉细等表现。

王志成认为,面瘫多因脉络空虚,卫表不固,风邪夹寒或夹热入侵阳明、少阳之络,以致经气阻滞、筋脉肌肉失其濡养而发病。其将本病分为风邪袭络、肝胆湿热、肝肾亏虚三型。

林荣桥将周围性面瘫急性期分为风寒、风热、肝胆湿热三型。

全国中医药行业高等教育"十三五"规划教材《针灸治疗学》认为,面瘫的发生常与劳作过度、正气不足、风寒或风热乘虚而入等有关;基本病机是气血痹阻,经筋功能失调;临床辨证分为风寒外袭、风热侵袭、气血不足三型。

## 三、分为四型

蒋锴教授根据本病不同阶段的病因与临床表现,将其分为风寒外袭、风热侵袭、风痰阻络、气血不足四型。他认为,风寒外袭型,患者多有面部受凉史,症状以畏寒为主,伴有舌红、苔薄白、脉弦缓;风热侵袭型主要是由于气候突变,寒暖失调,导致风热之邪趁机侵入面部而发病,主要表现为发热、有汗或无汗、咽痛、全身酸痛等外感风热症状,伴有舌红、苔薄黄、脉浮数;风痰阻络型多因气血运行不利,痰浊流于经络,风痰交结,导致口眼㖞斜、舌苔薄腻、脉弦滑;气血不足型多因久病耗气伤血而致气血双亏,表现为肢体倦怠乏力、舌淡、苔薄白、脉细弱,患者多处于恢复期。

霍正中以面瘫现代病理表现为依据,将本病分为热证、湿证、血瘀证、筋肌气机不振四型,分别以清热利湿、活血化瘀、强壮筋肌为治则。

刘敏琦、周贤刚将面瘫分为风寒袭络、风热袭络、风痰阻络及气虚血瘀四型。

## 四、分为五型及以上

杨廉根据中医辨证与解剖定位将面瘫分为风寒阻络、风热阻络、阳明实热、少阳湿热、肝阳上亢五型。其认为这种分型基本概括了临床面瘫的常见症状和体征,可以更加准确地诊断疾病和评估病情。

史玉萍将本病分为风寒袭络、风热郁结、风痰阻滞、肝胆湿热和肝风内动五型。

杨恩来将本病分为七型,即风寒客络兼表型、风寒客络兼肝气郁结型、风寒客络兼气血双亏型、风热客络型、风热客络兼气郁化火型、风痰阻络型、风湿客络型。

从上述各位医家的分型来看,虽然证型不一,但对于本病辨证的指导思想并没有大的差异。

## 第四节　辨证要点

摘自全国中医药行业高等教育"十三五"规划教材《针灸治疗学》"周围性

面瘫"章节内容。

## 一、主证

以口眼㖞斜为主要特点。突然出现一侧面部肌肉板滞、麻木、瘫痪,额纹消失,眼裂变大,露睛流泪,鼻唇沟变浅,口角下垂歪向健侧,病侧不能皱眉、蹙额、闭目、露齿、鼓颊;部分患者疾病初起时有耳后疼痛,还可出现患侧舌前2/3味觉减退或消失、听觉过敏等。病程日久,可因瘫痪肌肉出现挛缩而致口角反牵向患侧,甚则出现患侧面肌痉挛,形成"倒错"现象。

## 二、分型

教材中,将本病分为风寒外袭型、风热侵袭型、气血不足型三种。各型的主要症状如下。

1.风寒外袭型

见于发病初期,面部有受凉史,舌淡,苔薄白,脉浮紧。

2.风热侵袭型

见于发病初期,伴有发热,咽痛,耳后乳突部疼痛,舌红,苔薄黄,脉浮数。

3.气血不足型

多见于恢复期或病程较长的患者,兼见肢体困倦无力、面色淡白、头晕等,舌淡,苔薄,脉细弱。

# 第五节　中医治疗周围性面瘫进展

## 一、针灸治疗面瘫研究概况

西医治疗本病多采用激素治疗、抗病毒治疗或营养神经、扩张血管等,主要目的是改善局部血液循环、减轻面神经水肿、缓解受压面神经、恢复面神经功能及改善临床症状。西药治疗早期起效迅速,但远期治疗效果不甚理想,且药物不良反应大,对一些有严重心脑血管疾病的患者来说,需谨慎使用西药治疗。临床上,中医针灸治疗面瘫的效果较好。针灸作为一种绿色治疗方法,具有简便、有效等优势,可以疏通经络、调气和血。在针灸的刺激作用下,能兴奋患侧面神经,加快淋巴及局部血液循环,促进炎症物质的快速吸收,解除血管痉挛,有利于促进面神经功能的恢复,有良好的治疗效果。现将近年来针灸治疗周围性面瘫的概况介绍如下。

(一)针刺方法

1.毫针针刺法

这是临床最常用的方法,毫针针刺能兴奋面神经,增强面部肌肉收缩,扩张血管,改善面神经的缺血状态,促进水肿的吸收,从而改善面部的淋巴循环和血液循环,使面部肌肉组织得到充足的营养供应和协调的神经支配。在临床周围性面瘫治疗的文献中,我们发现绝大多数医家都使用毫针针刺法,毫针针刺法贯穿于周围性面瘫治疗的各个阶段。

王韵等在对急性面神经炎的治疗过程中发现,急性期尤其是发病3日内介入毫针针刺法,疗效明显优于恢复期介入针刺法的疗效,总有效率最高,患者痊愈时间最早;在发病前1周,炎性反应尚处于进展期,及早介入毫针针刺法,可以减缓面神经损伤及面部症状、体征的进展,缩短治疗时间,减少后遗症。一项纳入27个临床研究、共2 199例周围性面瘫患者的Meta分析指出,毫针针刺法治疗周围性面瘫的临床疗效肯定,较西医治疗效果显著且无不良反应、复发率低。

2.浅针法

浅针,来源于古代"九针"中的"鍉针"。据《灵枢》记载:"鍉针者,锋如黍粟之锐。主按脉勿陷,以致其气。"浅针的特点是针身粗、针尖圆而微尖,刺在经脉络脉的表层。与毫针针刺法不同的是,浅针法是以轻柔的手法作用于面部肌肉,对十二经络的浮络和孙络进行刺激,调动面部气血的运行,缓解患侧僵硬的面部肌肉,进而恢复面部肌肉功能。

吴炳煌教授根据多年临床经验形成一套特色鲜明的浅针疗法,针对早期、恢复期及顽固性周围性面瘫进行治疗。他结合面神经分布的解剖学特点，选择相应的运针位点进行操作，激发了局部肌肉组织功能恢复的潜能，从而使患者获得明显的疗效。

陈凤业运用常规毫针针刺结合浅针疗法治疗本病，与常规毫针针刺法对照，运用常规毫针针刺法结合浅针疗法治疗患者的痊愈率（40%）显著高于单纯采用毫针针刺法治疗（15%）的患者。

3. 电针法

王燕随机将60例面瘫患者分成电针治疗组30例和普通针刺对照组30例，治疗组在患侧阳白穴和攒竹穴、地仓穴和承浆穴各接1对电针，选用疏密波，将频率设定为5～10 Hz，以患者耐受为度，治疗时间为每次30 min，每日1次，每周6次，7日为一个疗程，共治疗三个疗程。结果发现，常规毫针针刺法结合电针疏密波治疗周围性面瘫，效果显著优于单独使用毫针针刺法。

矫翠翠通过对比电针和传统针刺治疗面神经损伤的新西兰兔，发现电针治疗后，其神经元形态、存活率得到改善，神经轴突生长状况良好，为临床电针法治疗周围性面瘫提供了依据。

费静等在实验中采取压榨损伤方式进行周围性面瘫模型制作，取针刺治疗面瘫的常用穴位颊车穴、地仓穴，进行疏密波刺激，分别于术后第4、14、28日记录各组大鼠面瘫的症状并评分。结果发现，观察期内各时间点，采用电针法的治疗组大鼠面瘫评分均高于模型组，至术后第28日，电针组大鼠的面瘫评分与正常组无差异。这提示电针法作为干预手段，可促进面神经功能的迅速恢复，其机制可能与激活 MAPK/ERK 信号通路和发挥面神经元的保护作用有关。

代安洪等研究电针法刺激地仓穴与颊车穴、颧髎穴与太阳穴对周围性面瘫急性期患者心理状态的影响。结果表明，电针法能显著降低面瘫患者的焦虑、抑郁量表评分，进而得出结论，即电针法在改善面瘫症状的同时，也可改善面瘫患者的心理状态。

4. 火针法

火针，又称"烧针""燔针""白针"，《黄帝内经》有关于"燔针劫刺"的记载。此疗法通过将针体加热、烧红并迅速刺入穴位，以增加人体的阳气，激发经气,调节脏腑功能,同时引邪外出,达到调和气血、祛风散邪的作用。有研究表明,火针法具有抗炎消肿、调节免疫、保护与修复神经及促进局部血液循环等作用,通过直接刺激病灶可迅速消除或改善局部水肿、渗出、缺血、痉挛等病理变化,从而最大限度地减少面神经变性,促进面神经的修复。

林少霞等对火针法治疗面瘫的疗效及安全性进行了Meta分析。该分析纳入10项研究、共1 031例患者。分析发现,火针联合疗法治疗周围性面瘫的总有效率及治愈率均优于单一疗法,且在改善面部功能方面具有明显的优势,未见明显不良反应。

周梦媛等发现,周围性面瘫急性期、亚急性期及恢复期运用火针法治疗可降低面部损伤程度、提高面神经功能、缩短病程、减少后遗症发生率;后遗症期运用火针法治疗可显著改善面部痉挛、联带运动及倒错等症状。

有学者在火针法的基础上加用调督和胃针法治疗中枢性面瘫,结果显示联合疗法可明显降低内皮素水平,提高MHBN评分和FDI评分,具有更好的临床疗效。

5.浮针法

浮针法治疗面神经麻痹主要通过扫散动作对皮下疏松结缔组织进行牵拉,以产生生物电效应,改变病变部位的离子通道,从而有效地改善患处肌肉组织血供不足和失养状态,其目的是改善面部肌肉群功能,消除肌肉痿废不用的状态。

姜雪梅等对运用浮针法治疗面神经麻痹的常用进针点进行了初步总结。其总结出5个常用进针点(手三里穴、颊车穴、头维穴、攒竹穴上方、肩井穴下方),这些进针点均在传统经穴上或其附近。她分析治疗机制认为,相关肌肉分布和十二经脉循行路线十分类似,通过扫散动作牵拉肌外膜,继而增加肌细胞的活性和提升面部肌肉群的功能。

秦赫等研究浮针法对病程2个月以上周围性面瘫患者的疗效,通过触摸患者头颈部位肌肉确定患肌,分别于上斜方肌、斜角肌、胸锁乳突肌及二腹肌处的穴位进针,做扇形扫散,同时进行3次以下的再灌注治疗;若30 min后症状仍存在,则再次反复查找患肌治疗,隔日1次,共治疗3~36次。结果显示,27例顽固性周围性面瘫患者的治疗总有效率为70.37%。由此可见,浮针法对病程2个月以上的周围性面瘫具有较好的疗效。

### 6.穴位埋线法

穴位埋线法,是指将可吸收性线置入穴位内,利用线对穴位产生的持续刺激作用来防治疾病的方法。丁敏等将279例顽固性面瘫患者随机分为毫针针刺组、羊肠线组、PDS线组,每组93例,针刺组予针刺治疗,羊肠线组和PDS线组分别采用羊肠线、PDS线进行穴位埋线治。结果显示,羊肠线穴位埋线法和PDS线穴位埋线法均能提高Sunnybrook面神经评分,在面神经功能的恢复、提高疗效、缩短疗程方面更具优势。由此可见,穴位埋线疗法疗效优于常规毫针针刺法。周彩虹的研究也证实,穴位埋线法配合针灸治疗不仅能促进面神经的功能恢复、降低后遗症的发生率,还能提高患者的生活质量。

王淑兰等在常规针刺方案基础上加用穴位埋线法治疗周围性面瘫患者53例。结果显示,加用穴位埋线法治疗比单用常规针刺法可显著提高总有效率,两者总有效率分别为96.23%和81.13%。由此可见,常规针刺法加用穴位埋线法可能的作用机制与提高免疫功能指标IgA、IgG、IgM的含量有关。

### (二)针刺手法

### 1.浅刺法

浅刺法类似于古文献《灵枢·官针》中记载的"毛刺、浮刺",所刺部位为皮部。皮部作为经络的重要组成部分,与经络气血相通,是经脉及其络脉之气的散布部位,是机体的卫外屏障。脏腑功能活动发生变化时,可通过经络传导而反映于体表皮部,所以皮部既具有传递人体各种信息、反映病证的作用,又具有卫外固表、保护机体的作用。毫针浅刺法的良性刺激很弱,能有效地改善面部血液循环、增进新陈代谢,使面部较浅表处的神经兴奋,增强肌纤维的收缩,使炎症渗出物得以被吸收,从而改善神经冲动的传递,促进神经纤维的再生,使支配面部肌肉收缩的神经功能得到恢复。

龚雪等对浅刺法治疗急性期特发性面神经麻痹的疗效及安全性进行评价,其纳入27个研究,共2 370例患者,均以浅刺联合药物综合治疗为主。分析发现,与单纯药物综合治疗比较,急性期或全程浅刺能显著提高急性期特发性面神经麻痹患者的总体获益及缩短治愈时间。

周英等将90例急性期周围性面瘫患者随机分为A组、B组、C组,每组30例,C组只予基础西药治疗,A组和B组分别加用浅刺法、耳针法治疗,治疗4周后,发现A组、B组治疗后的改良Portmann评分、FDIP评分均高于C组,差异有统计学意义($P<0.01$),A组与B组比较差异无统计学意义($P>0.05$),说明浅刺法、耳针法早期介入周围性面瘫均能有效地改善患者的临床症状,较急性期单用西药治疗的效果更优。

李蓓蓓将72例中风后中枢性面瘫患者随机分为治疗组和对照组,每组36例,治疗组采用三排经筋浅刺法治疗,对照组采用常规针刺法治疗,治疗3个月后评价疗效。结果发现,治疗组患者面神经功能评分、FDIP评分及FDI社会功能评分均较对照组显著,说明三排经筋浅刺法对中枢性面瘫临床症状的改善效果较常规针刺法明显。

于爽等将60例面瘫患者随机分为超早期多针浅刺法(治疗组)和静止期多针浅刺法(对照组),每组各30例,治疗后观察患者面神经功能评分和SA7550型表面肌电系统评估结果,评定临床疗效。结果发现,治疗组总有效率为96.7%,对照组总有效率为86.7%,说明多针浅刺法对于面瘫的治疗疗效确切,且超早期采用多针浅刺法治疗比在静止期采用多针浅刺法治疗的效果更显著。

2.半刺法

首见于《灵枢·官针》:"凡刺有五,以应五脏,一曰半刺,半刺者,浅内而疾发针,无针伤肉,如拔毛状,以取皮气,此肺之应也。"此法具有浅刺快出、不伤肌肉的特点。适用于肌表浅层,可以宣泄浅表的邪气。

周英等认为面瘫初期,病邪初中经络,尚未深入,病位偏于表浅,宜采用半刺法,轻浅而疾出针,以取皮毛。临床试验证实,周围性面瘫急性期采用半刺法治疗可有效改善患者的临床症状,促进面神经功能的恢复,临床疗效优于单纯使用西药治疗。

李应昆教授强调"因人制宜",结合不同患者的年龄、体质、性别、耐受程度等选用适宜的治疗手法。采用半刺法治疗孕妇,可减轻其疼痛及心理负担,避免因治疗手法刺激过强或情绪波动而引起胎动不安或流产等。临床实践证明,疗效良好。

范娥等鉴于小儿稚阴稚阳、皮肉娇嫩、脏腑轻灵的特点,运用小儿推拿联合半刺法治疗外伤性面瘫患儿,既可缓解小儿恐惧情绪,又可达到调整气血阴阳、治愈疾病的目的。

3.巨刺法

《素问·阴阳应象大论》认为"故善用针者,从阴引阳,从阳引阴,以右治左,以左治右",此为巨刺法。当机体遭受外邪侵袭,机体正气无法抵御外邪,导致患侧发生病变时,以巨刺法针刺健侧的经络腧穴,可以强盛机体正气、疏通经络,促进气血运行,使机体重新达到平衡状态。

梁思明等随机将周围性面瘫患者分为观察组和对照组,每组各30例,观察组予巨刺法联合腹针治疗,对照组予常规针刺治疗,7日为一个疗程,治疗四个疗程后观察组总有效率为96.67%(29/30),对照组总有效率为86.67%(26/30),两组的Portmann评分、FDIP评分及FDIS评分差异有统计学意义($P<0.05$),提示巨刺法联合腹针治疗周围性面瘫,疗效优于单纯针刺治疗。

解桔萍基于解剖学理论探讨巨刺法的作用机制,她认为脊髓、脑干网状系统、丘脑非特异性投射系统和大脑皮质是巨刺法产生效应的重要生理基础,巨刺法可以通过未受损的感受器多层次地作用于中枢神经系统刺激大脑各级中枢产生调控作用,所以,巨刺法产生的效应是各级中枢整合和相互作用的结果。

有医家认为,面部血液循环受阻是导致周围性面瘫的原因。通过研究发现,针刺健侧穴位患侧的血流量会增加,且促进了患侧侧支循环的建立,提高了神经兴奋性,有利于受损面神经功能的修复。吴碧雯等采用系统评价的方法比较巨刺法与患侧针刺法治疗急性期周围性面瘫的临床疗效,该分析纳入11项研究、761例病患。结果发现,巨刺法在治疗周围性面瘫急性期时具有明显的优势。

4.透刺法

透刺法,是指一针透两穴,亦可指一针透两经。它是一种特殊的针刺手法,即用长针从某一穴位刺入,使针尖朝着另一个穴位,经过体内组织将针尖推至另一穴位之下。透刺法可激发两穴或两经经气,畅通面部气血运行,濡养面部筋脉,从而促进面神经功能的恢复,并加强针灸调节经气的作用。

王波等研究显示,透刺法治疗周围性面瘫的疗效显著优于常规毫针针刺法。透刺法在用穴精简的同时,能增加穴位的刺激量,并可通过针感的传导来扩大治疗范围、减少疼痛、缩短治疗时间,使患者易于接受。

徐立伟等研究发现,攒竹、鱼腰两穴互透配合申脉直刺能更好地促进周围性面瘫患者眼轮匝肌的恢复、减少并发症的出现,具有很好的临床疗效。刘川将表面肌电信号作为客观指标客观地量化以反映透刺法的疗效,结果显示透刺法治疗周围性面瘫疗效显著优于毫针针刺法。

### (三)其他特殊针刺手法

贺佳妮研究发现,点刺眼睑、内颊车穴(口腔内侧正对颊车穴处)并结合眼针疗法能明显改善急性期周围性面瘫患者眼睑闭合不全、食物滞留齿龈等症状。

李伟等在常规毫针针刺的基础上,加刺双侧头针运动区下2/5区治疗顽固性面瘫25例,结果发现加用头针可有效改善顽固性面瘫患者的Sunnybrook评分。

叶颖颖研究发现,揿针围刺翳风穴早期介入治疗,能加快周围性面瘫患者面神经功能的恢复,可明显缩短平均痊愈时间,提高治愈率,且安全性高,操作方便。

郑谅教授认为,术后面瘫以"瘀"贯穿病程,治疗当以祛瘀通络为要,辅以活血。小针刀疗法可松解术后瘢痕组织的粘连,破坏其病理构架,减小瘢痕张力,解除面神经的压迫,且强烈的针感可改善局部血液循环,加快组织代谢和水肿的吸收,可进一步促进面神经功能的恢复。

胡天虹在常规毫针针刺法的基础上结合脐针巽、离、坤三针治疗周围性面瘫恢复期患者,治疗20日后显示,脐针组疗效优于体针组疗效,差异有统计学意义($P<0.05$),因此他认为脐针巽、离、坤三针能滋补脾胃,可使患者气血充沛,营卫调和,腠理防御功能增强。

### (四)艾灸法

#### 1.直接灸

李德华等研究发现,在贝尔麻痹急性期采用艾灸法是一种有效的疗法,配合激素使用可明显提高疗效;对于有激素使用禁忌及不愿使用激素的患者来说,单用艾灸法可以作为激素的替代疗法,具有不弱于激素的临床效应。

周文婷等在常规针刺患侧面部穴位(牵正穴、下关穴、阳白穴、鱼腰穴、太阳穴、承浆穴、迎香穴、颧髎穴、颊车穴、地仓穴)后,加用艾盒灸重灸面部穴位治疗周围性面瘫,结果发现加用艾盒灸重灸面部穴位对治疗周围性面瘫后遗面部僵硬疗效明显。

张思斌采用常规针刺治疗与常规毫针针刺结合麦粒灸俞募穴治疗贝尔面瘫恢复期患者,发现常规毫针针刺结合麦粒灸俞募穴的临床疗效优于常规针刺治疗,毫针针刺结合麦粒灸俞募穴能更好地改善患者面部症状和体征,有效地改善面神经功能,从而减轻患者的心理压力,提高其生活质量,因此他认为采用麦粒灸俞募穴治疗恢复期贝尔面瘫有一定的增效性。

2. 间接灸

王宏伟等研究发现,百会灸治疗顽固性面瘫疗效肯定,通过对免疫球蛋白的测定表明,顽固性面瘫的发病与免疫球蛋白的异常增高有关,百会灸可显著降低顽固性面瘫患者免疫球蛋白IgA、IgG、IgM的含量,这可能是其治疗顽固性面瘫的作用机制之一。

陆志巧等将加味麻黄附子细辛汤中诸药打粉、混匀,制成药饼置于百会穴、神阙穴上进行隔药饼灸,用于治疗顽固性面瘫,结果发现其临床疗效优于单独使用温和灸的疗效。

张悦研究发现,隔姜灸结合电针治疗难治性面瘫,可有效提高患者的临床疗效,改善面神经功能,其作用机制可能与显著降低血浆异常升高的免疫球蛋白含量相关,且此疗法疗效显著优于单用电针疗法疗效。

3. 温针灸

将针刺与艾灸法结合,用于治疗周围性面瘫,可以行气活血、疏风散寒,起到消除面神经水肿、促进面神经功能恢复的作用。王学军等采用温针灸治疗周围性面瘫,结果表明温针灸的疗效优于单纯针刺的疗效。王琳观察了温针灸不同刺激量对周围性面瘫的疗效,发现温针灸比常规毫针针刺更能缓解患者的耳部疼痛,且温针灸的疗效与灸量有相关性,温针灸5壮治疗周围性面瘫的效果优于灸3壮的疗效。

李明等采用温针灸翳风穴治疗孕期周围性面瘫伴耳周疼痛68例,结果显示翳风穴上使用温针灸与TDP灯局部理疗均能改善孕期周围性面瘫患者耳周疼痛、面神经功能及面部躯体功能活动,且前者疗效优于后者。这说明针灸疗法适用于患有周围性面瘫的孕期女性。

4.热敏灸

热敏灸是在经络理论的指导下,用艾条悬灸体表的热敏腧穴,从而激发经络感传,促进经气运行以使气至病所的治疗方法。陈日新等通过大量的临床实验研究发现,热敏腧穴在艾热刺激下能产生类似针刺得气后的经脉感传,并在"刺之要,气至而有效"的针灸理论基础上提出"灸之要,气至而有效"的新理论。他认为,艾灸必须激发经脉感传,使气至病所,方能提高对疾病的疗效。

章海凤等研究表明,个体化消敏饱和灸量组治疗周围性面瘫的疗效优于传统固定灸量组及单纯针刺组。她认为"量随人异,敏消量足"体现了热敏灸疗法的灸量标准,对于提高灸疗疗效具有指导价值,为临床热敏灸治疗周围性面瘫提供了循证依据。

徐丽华等在红外热成像技术指导下采用热敏灸并结合针刺合谷穴(健侧)、太冲(双侧)穴及攒竹穴(患侧)、阳白穴等,并与单纯针刺治疗对照。结果发现,加用热敏灸组的患者,其治愈率明显高于单纯针刺组。

(五)针刺联合中药

孙公武等治疗周围性面瘫时,给予对照组48例患者单纯常规针刺治疗,治疗组根据患者不同阶段的病理及证候变化采用不同的针刺手法并配合中西药口服、静脉滴注等方法分期治疗。治疗4周后,两组的总有效率经统计学处理显示,疗效差异有统计学意义($P<0.05$);中医症状评分和面神经功能评分比较显示,两组差异有统计学意义($P<0.05$)。因此,他认为针灸、中药结合分期证治既可在发病期及时引邪外泄,快速促进面神经水肿、炎症的吸收,减轻或消除神经卡压症状,又能在静止期和恢复期使面部络脉得通、气血得调、筋脉得养、余邪得除,进而加快面部筋肉及神经功能的恢复,达到治愈本病的目的。

路树超等在常规针刺治疗的基础上联合柴胡桂枝汤治疗周围性面瘫,他发现该疗法可以明显缩短急性期周围性面瘫风寒证患者的疗程,并可提高痊愈率。

陈培峰等研究发现,采用中药熏蒸联合毫针轻浅刺法治疗顽固性面瘫,可缓解患者的临床症状,促进面部神经肌肉的功能恢复。该法疗效显著、安全性高。

### (六)针刺联合罐法

#### 1.闪罐法

此法可促使局部皮肤充血或瘀血,达到舒筋活络的作用,进而发挥治病功效。李洁在常规针刺法治疗的基础上,根据患者发病部位的轻重程度给予闪罐法治疗,以闪罐处出现潮红为度。结果显示,针刺联合闪罐法的疗效优于单纯针刺法的疗效。

#### 2.走罐法

此法是一种动态拔罐方法,此法将罐体吸附在面部,再移动罐体,通过牵拉面神经来促进面部血液循坏、改善面神经功能。刘晓静等运用针刺结合面部走罐法治疗周围性面瘫,发现治疗4周和8周后的总有效率均显著优于单纯毫针针刺法,且前者能明显提高面瘫治愈率,改善患者的生活质量。

风池穴是临床常用穴,佘畅等临床试验发现,在风池穴行梅花针叩刺法,放出血液后行拔罐疗法,再联合常规毫针针刺法,可加快消除面神经水肿,恢复面神经功能。其认为,刺络拔罐风池穴可去菀陈莝,引邪外出,进而提高临床疗效。

### (七)针刺结合穴位注射法

林志萍观察针药结合联合甲钴胺穴位注射治疗气滞血瘀型顽固性周围性面瘫患者1个月,发现患者的Sunnybrook评分、FDIP评分均高于常规针刺联合甲钴胺穴位注射组,口眼㖞斜、眼睑闭合不良、眼裂增大、额纹消失及鼓腮漏气积分、FDIS评分均低于常规针刺联合甲钴胺穴位注射组,可见针药结合联合甲钴胺穴位注射治疗气滞血瘀型顽固性面瘫临床疗效显著。

### (八)针刺结合肌肉能量技术法

肌肉能量技术法是一种由本体感觉神经肌肉易化技术衍化而成的治疗方法,可用于减轻疼痛、伸展绷紧的肌肉和筋膜、降低肌肉强直性、强化软弱肌肉治疗中。黄玫慧等研究发现,针刺结合肌肉能量技术法能更好地促进周围性面瘫患者面神经功能的恢复、改善患者症状、缩短疗程。

## 二、推拿治疗面瘫研究概况

在周围性面瘫的临床治疗中,中医疗法众多且疗效明确。推拿疗法在该病的急性期、恢复期均有一定的疗效。目前文献分析显示,单纯推拿治疗围性面瘫的临床报道比较少,手法操作多集中在头面部穴位,常与针刺、西药、中药、艾灸、红外线照射等疗法结合使用。

### (一)单纯的推拿治疗

闫学晶采用推拿治疗周围性面瘫,并探讨其机制。第一,点穴,先点按面神经干及面神经网处的穴位,再按面神经五大分支及面肌表面的穴位点穴;第二,揉按患侧乳突区、腮腺区并推揉患侧面肌(枕额肌、眼轮匝肌、颧大肌、颧小肌、鼻肌、口轮匝肌、颊肌等);第三,推揉、疏导患侧面神经的五大分支;第四,按合谷穴、外关穴、足三里穴等穴位;第五,按组织液循环原理及淋巴管走向设计面瘫康复的消肿手法。上述疗法利用组织液循环原理设计了按揉、颤压、推揉、消肿推拿手法。主要作用机制包括:推法,向近心端推揉面部及面神经,可同时降低面神经内微动脉和微静脉的压力,从而降低组织液的生成压和增加组织液的回流压,使组织液生成减少和回流加快,有利于消除面部及面神经的肿胀;按揉和颤压手法增加了组织内压,将组织液挤压至毛细血管和毛细淋巴管内,从而使面部及面神经内组织液回流加快,可消除其肿胀,肿胀的消退可明显减轻炎症反应;通过面神经表面穴位的点按激活功能失用型的面神经纤维,通过按摩面神经干、面神经网、面神经五大分支,改善了面神经的血液循环,促进了组织液的回流,进而消除肿胀,使其恢复神经传导功能。

夏惠明以"虚则补之,实则泻之"为指导原则,针对患侧、健侧同时进行推拿,患侧当补其不足,手法力度宜轻,作用时间长;健侧当泻其有余,推拿手法力度宜重,作用时间短。主要采用一指禅推法,随后配合双手拇指分推印堂穴至太阳穴,大鱼际揉患侧面部前额及颊部,患侧颜面部向眼方向用擦法、扫散两侧足少阳胆经及采用拿五经等手法,确有匠心独运之妙。

周伟等主张采用平衡推拿法,即双手用相对平衡的力量在面部双侧同时施术进行放松,而后用一手手指置于患侧口角,用力向上牵拉,另一手的掌心或大鱼际在健侧面部进行上下平衡的擦动;再用该手示指、中指点揉健侧面部的颊车穴、地仓穴、人中穴、承浆穴等1~3 min,再用拇指螺纹面由健侧面部向患侧循序渐进用力推揉1~3 min,最后双手平衡取鱼腰穴(双侧)、承泣穴、四白穴、迎香穴、地仓穴、颊车穴、牵正穴、翳风穴,自上而下,按揉3~5遍。研究发现,其治疗的49例患者的总有效率达98%。

陈华着重针对患侧进行治疗,其指出推拿手法宜丰富多变且力度宜易于控制,急性期可采用轻柔手法消除面神经水肿,在常规头面部穴位点揉的基础上,又以抹法分别自攒竹穴经鱼腰穴至丝竹空穴、四白穴至太阳穴、迎香穴经颧髎穴至听宫穴、地仓穴至颊车穴、承浆穴至牵正穴依次往返按揉,在患侧以提抖法分别在前额及面颊部操作,最后点按合谷穴(双侧)、曲池穴、肩井穴并以拿法施于肩井穴(双侧)。治疗38例,总有效率为94.74%。

上述医家均采用单纯的推拿手法治疗周围性面瘫,推拿手法各有所长。闫学晶利用组织液循环原理设计了按揉、颤压、推揉推拿手法,旨在通过按摩面神经干、面神经网、面神经五大分支,改善面神经的血液循环,促进组织液的回流,重在消除肿胀,使面神经恢复神经传导功能。夏惠明本着"虚则补之,实则泻之"的原则,采取患侧与健侧同时治疗的方法,依据病因辨证施治,以达到疏通机体气血、平衡阴阳、增强免疫力的效果。周伟独创平衡推拿法包含"平衡推拿放松法""平衡推拿法""双手平衡推拿法"三种手法,依次进行,根据患者症状的轻重、病程的长短决定手法的轻重。陈华采用轻频快速的推拿手法使机械能转化成热能,同时直接刺激皮肤表面的交感神经,进而促进毛细血管的扩张,增加局部皮肤和肌肉的营养供给和代谢物的排出,激活化学物质,适用于特定的靶细胞恢复效应器的调节作用,使受损害的组织功能得以恢复。

### (二)推拿结合针刺治疗

推拿和针刺结合治疗本病是目前临床采用的主要治疗方法,基本围绕头面部穴位进行针刺、透刺、点按、擦揉等,均体现了以针刺为主导、以推拿为辅的治疗思路。

赵忠辉等在针刺后予患者推拿治疗周围性面瘫(恢复期),以一指禅推法自印堂穴、阳白穴、睛明穴、四白穴、迎香穴、下关穴、颊车穴至地仓穴往返治疗约5 min,以大鱼际先按揉患侧面部,再按揉健侧面部约5 min,轻擦患者面部,以局部感到温热为度,以拇指按揉风池穴、翳风穴、合谷穴各1 min,拿风池穴、肩井穴各3～5次。针刺推拿结合治疗疗效优于单纯针刺治疗疗效。

武大鹏将60例周围性面瘫患者随机分为两组,每组各30例,对照组给予单纯推拿按摩法治疗,患者取平卧位,医生端坐于患者床头,先用掌指在整个面部上下轻抚,使患者皮肤有松软感为止,再将五指并拢稍屈曲,以拇指掌面和大鱼际肌着力于患者面颊,体弱者可采用按揉法进行面部按摩,体强者可采用拿捏法,以患者面色红润、略感微热为度;接着选取太阳穴、地仓穴、承浆穴、阳白穴、颊车穴,以中指指腹点按3～5 min,再在颈项部施以一指禅推法推3～5 min,以局部出现酸麻胀痛感为度;再用拇指指腹自印堂穴向上推压至神庭穴,双手反复交替进行3～4 min,以局部出现酸麻胀痛感为度。观察组在对照组基础上加用针刺疗法,观察组治疗后总有效率为96.67%,显著高于对照组(80.00%)。两组治疗后,面神经功能评分均显著升高,观察组较对照组升高更显著,差异均具有统计学意义。

朱丽鹏采用针刺结合推拿治疗周围性面瘫,推拿应用一指禅推法在患者阳白穴、太阳穴等推拿,然后从太阳穴、水沟穴等往返推拿,对患者面颊揉搓,对患者面部肌肉捏拿。结果显示,针刺能在一定程度上提高神经兴奋性,改善局部神经代谢,在配合推拿的情况下,可加快患者面神经功能的恢复,疗效优于单纯使用药物治疗的效果。

李艳萍等将84例周围性面瘫患者随机分为治疗组和对照组各42例,两组均常规给予针刺治疗,治疗组加用推拿手法治疗。推拿手法以"一指禅、揉法、擦法、拿法"为主,治疗组总有效率为97.62%,对照组总有效率为90.48%,两组比较差异有统计学意义($P<0.05$),提示面瘫三针配合推拿治疗周围性面

瘫的疗效较好。

### (三)推拿结合西药治疗

多数医家临床采用中西医结合治疗周围性面瘫。西医方案基本按照相关指南推荐,采用激素、神经营养剂、抗病毒药、活血化瘀药等治疗。徐佳君在使用激素(发病在 7 日内使用地塞米松磷酸钠注射液,每日每千克体重 0.3 mg,静脉滴注,治疗 7 日后改为醋酸泼尼松片口服,每日每千克体重 1 mg,逐步减停)、鼠神经生长因子治疗的基础上结合推拿治疗,发现其疗效优于单独使用西药治疗的效果,且临床应用安全可靠。中医推拿为物理疗法,临床应用安全性高,两者结合可起到增效作用。

赵李清认为,推拿手法在面部"推穴道、走经络",可疏通经络、理经活血、开通闭塞、调和气血、平衡阴阳,在本病早期可起到改善局部血液循环、促进神经肌肉功能恢复等作用。在急性期应用糖皮质激素、抗病毒药、营养神经药的同时,在面部施以抹法、指按、指推、指摩、指揉、鱼际揉等法,治疗 30 例周围性面瘫患者,总有效率可达到 93.3%。

### (四)推拿结合艾灸治疗

推拿结合艾灸治疗不仅疗效确切,而且可以减轻患者对针刺的恐惧,尤适用于小儿面瘫。狄曼宁采用推拿与艾灸结合的方法治疗周围性面瘫小儿 20 例,并与单纯采用推拿治疗组对照。推拿先以摩揉法放松面部肌肉,随后从印堂穴至神庭穴、印堂穴至两侧太阳穴行推法,再向下掌揉颊部及下颌部,后选取阳白穴、攒竹穴、鱼腰穴、太阳穴、迎香穴、四白穴、地仓穴点按,时间控制在 15 min 左右,每日 1 次。选取阳白穴、下关穴、颊车穴、地仓穴、翳风穴进行艾灸治疗,温度控制在 40~45℃,以治疗结束后皮肤微微泛红为度,每次治疗 30 min,每日 1 次。推拿结合艾灸治疗组可显著改善 H-B 分级量表评分,疗效优于单纯推拿治疗组。

### (五)推拿结合闪罐治疗

张耀中采用推拿结合闪罐治疗周围性面瘫患者 36 例,与单纯推拿治疗组对照,两组均可有效改善 H-B 面神经功能分级量表评分,且推拿结合闪罐治疗组的总有效率显著高于单纯推拿治疗组。

### (六)推拿联合多种疗法

临床上很多医生在推拿治疗的基础上,为提高疗效采用综合疗法,引入多种治疗手段。

庞延红将50例周围性面瘫患者随机分为治疗组、对照组,两组均予针灸加TDP治疗,治疗组加用面部推拿治疗,并将PNF手法引入治疗中。PNF手法是运用阻力、对角线阻力对面部受累肌群进行训练的一种面部推拿手法。结果显示,治疗组有效率为96.7%,对照组有效率为80%。

中药治疗是治疗周围性面瘫的有效手段之一,牵正散是治疗本病的中药代表方剂,临床应用广泛。刘清毅观察针刺推拿结合中药治疗急性期周围性面瘫的疗效,并与单纯采用针刺推拿治疗和单纯采用中药治疗两种方法对照。结果显示,针刺推拿结合中药治疗周围性面瘫的总有效率显著高于其他两组,临床症状改善亦优于其他两组。赵金平采用针刺推拿结合中药治疗周围性面瘫,并与单纯采用针刺推拿治疗对照。结果显示,针刺推拿与中药相结合的方法能有效提高患者治疗的总有效率,缩短患者的治疗时间,提高患者的生存质量。谭顺伟将78例周围性面瘫患者随机分为中医针推组和中医联用组。两组患者均采用中医针刺和推拿疗法进行治疗,中医联用组患者加用中药治疗。结果显示,中医联用组患者治疗的总有效率高于中医针推组,该组患者住院时间与治疗时间均短于中医针推组。王茜认为,在周围性面瘫的治疗过程中,采用针刺推拿治疗效果不理想时配合中药治疗,可有效提高疗效。

李雪飞采用针刺、闪罐、推拿治疗47例周围性面瘫患者,推拿手法以一指禅推法、按法、揉法、擦法、拿法为主,总有效率为100%。徐世敏等在针刺基础上采取拔罐和推拿治疗30例周围性面瘫患者,隔日交替,并与常规针刺组对照。结果显示,综合治疗组愈显率和总有效率均显著高于常规针刺组。

栾绍群治疗周围性面瘫,常规治疗组采用推拿、电针疗法,联合治疗组采用红外线联合推拿、电针疗法,治疗后联合治疗组静态下对称性评分、随意肌运动下对称性评分均优于常规治疗组,且总有效率高于常规治疗组。

赵海龙等将特发性面神经麻痹（风寒型）患者随机分为对照组和观察组，两组均予西药、电针治疗。对照组参照《推拿治疗学》教材予传统推拿手法治疗，观察组予三部（头面部、腹部、背部）推拿疗法治疗，头面部操作参照《推拿治疗学》教材，腹部、背部参照治疗不寐的方法，取穴参照《针灸治疗学》教材。两组均可促进特发性面神经麻痹（风寒型）患者恢复面神经的功能，且观察组疗效优于对照组。

柯玲使用SAS软件将患者按编码随机分为观察组和对照组，对照组接受推拿与针刺疗法。以中医点按、一指禅手法推拿为主，对患者面部进行手法推拿，面部皮肤以温润为佳。观察组在对照组治疗的基础上，在推拿前在患侧面部涂抹适量本院自制中药推拿介质血川按摩乳膏；针刺取穴在对照组基础上，选择地仓穴与颊车穴、下关穴与颧髎穴两组穴位，进行电针治疗。结果显示，观察组的治疗有效率为100%，对照组的治疗有效率为80%。以血川按摩乳膏为推拿介质的面部中医推拿手法配合现代脉冲电流技术治疗周围性面瘫的综合治疗方法，疗效明显优于对照组。

### 三、中药治疗面瘫研究概况

#### （一）古代文献

尽管古代对面瘫的命名直到明清才得以明确，但针对本病主症，历代医家积累了许多经典方剂，并一直沿用至今。

##### 1. 牵正散

宋代杨倓认为，"口眼㖞斜"为风痰上扰、循经阻络，以致经脉失养、弛缓不用，组方以祛风化痰通络为主要原则。其在《杨氏家藏方》中记载了后世治疗周围性面瘫的经典名方——牵正散，即"治口眼㖞斜。白僵蚕、白附子、全蝎（去毒，各等分，并生用）。上为细末，每服一钱，热酒调下，不拘时候。"明代吴昆在《医方考》中亦云："中风，口眼㖞斜，无他证者，此方主之。"

##### 2. 葛根汤和防风汤

宋代《圣济总录》认为"治中风面口㖞斜。葛根汤方。葛根、防风、附子、麻黄各一两（炙）、独活二两、杏仁（汤浸，去皮）四十枚、松实（去壳）一两半。

防风汤,治中风面口㖞斜,泪出失音。防风、防己、升麻、桂枝、麻黄、川芎各一两,羚羊角一两半"。这是从风寒外袭、脉络痹阻、气血运行不畅的角度认识本病,故组方以祛风散寒通络为主要原则。

### 3.大秦艽汤和十全大补汤

清代林佩琴认为,气血亏虚,腠理不固,邪气留于经络,经脉失于濡养,筋脉弛缓不收发为本病,组方以祛风通络、补益气血为主要原则。其在所著的《类证治裁》中提出"〔口眼㖞僻〕因血液衰涸,不能荣润筋脉……宜润燥以熄风。大秦艽汤,或十全大补汤尤妥"。

### 4.秦艽升麻汤

元代罗天益在《卫生宝鉴》中记载了治疗周围性面瘫的秦艽升麻汤,方由秦艽、白芷、防风、桂枝等组成,并详细说明了服用方法和注意事项"食后服药毕,避风寒处卧,得微汗出则止"。

### 5.麝香和巴豆研末外用

清代赵学敏提出"将麝香和巴豆研末后,放在健侧手心中"治疗本病。其在《串雅内外编》中提出"〔口眼㖞(歪)斜〕巴豆三粒,麝香三分,共研,将热水二锤,药藏锤底,放手心。右斜放左手心,左斜放右手心"。

### (二)现代文献

中药治疗周围性面瘫确有一定的疗效,临床上根据不同的面瘫分型或分期予以不同的处方治疗,用药方式包括内服和外用两类。

### 1.中药内服

纵观现代文献,中药内服治疗本病多以牵正散加减,可见治疗本病仍是基于风痰阻络的病机认识,亦有从气血论治者,方用桃红四物汤和补阳还五汤加减,还有医家独辟蹊径,自拟方治疗。

朱虹用牵正散加减治疗风寒外袭型特发性面瘫,方药组成为白僵蚕10 g、白附子10 g、全蝎10 g。风邪致病重者加桂枝15 g、白芷10 g;病久不愈者加红花10 g、桃仁10 g;年老体弱者加川芎15 g、黄芪10 g、党参10 g。治疗40例,总有效率为92.5%。

蒋锴常用白附子、僵蚕、全蝎、当归、川芎、白芍、白术、黄芪、党参、茯苓、郁金等治疗气血不足型面瘫。

李猛按中医辨证分型用牵正散加减治疗周围性面瘫患者58例,总有效率为95.83%,疗程最短为15日,最长为60日。

赵康采用补阳还五汤配合牵正散按中医辨证分型加减治疗面瘫患者150例,取得较好的疗效。

伍大华分期治疗特发性面瘫。他认为,发病初期(1日至1周)多为风寒外感、邪客于表而致,治以宣通卫表、舒筋通络,组方以牵正散联合桂枝汤加减;发病中期(1周至1个月)多为风痰阻络、气血不畅而致,治以疏风祛痰、活血通络,以牵正散合二陈汤加减;发病后期(1个月以上)多为正气亏虚、瘀血阻络而致,治法为补气活血、祛瘀通络,方用补阳还五汤加减。

张世忠采用牵正散加减治疗急性期周围性面瘫,与西药治疗组对照发现,牵正散用于治疗急性期周围性面瘫能够明显缩短治疗周期,提高治愈率,减少后遗症。

邵俊等以牵正散加味治疗,对于发病1周内的患者配以疏风散邪、清热解毒的金银花、连翘等,对发病1周以上的患者配以活血通络、疏风散邪的鸡血藤、羌活、防风、川芎等,治疗总有效率为97.14%。

孙博用桃红四物汤(药物包括当归、熟地黄、川芎、白芍、桃仁、红花各15 g,水煎服,早晚各1次)治疗静止期瘀血性面瘫,治疗后患者的再生电位、减弱运动电位和正常电位的产生较治疗前多,潜伏期均缩短,M波波幅增大。此方源自《医宗金鉴》,乃四物汤基础上加桃仁、红花两药,是养血活血祛瘀的经典名方。四物汤在《仙授理伤续断秘方》中用于治疗外伤瘀血作痛,宋代《太平惠民和剂局方》中将此方用于妇女诸疾。随着现代中医对古方研究的逐渐深入,桃红四物汤在现代疾病中的运用日渐广泛,已涉及内科、男科等。方中诸药可补血养血,活血祛瘀通络,与面瘫病机正相呼应。

蔡志敏根据体质辨识原则,采用补阳还五汤治疗贝尔面瘫36例,平和体质者黄芪用40 g,以防补益过度而致气过旺而生火;阳虚体质者加桂枝10 g、白芍20 g,以振奋阳气、温通经脉。口眼动者加天麻10 g、钩藤15 g、石决明20 g,以平肝熄风。疗程最短7日,最长30日,平均15日,治愈率达97.2%。

补阳还五汤出自清代王清任《医林改错》,方中重用黄芪大补元气,取气旺血行之义,为主药;当归尾补血活血,为辅药,兼能祛瘀。赤芍、川芎、桃仁、红花四味,协同当归尾活血祛瘀,同为佐药。地龙通经活络,其性善走,配合诸药以行药势,为使药,诸药合用,可使气旺血行,祛瘀通络,诸症可愈。

刘海永自拟清热通络方治疗风热型周围性面瘫,方用生石膏30 g、知母15 g、全蝎15 g、蝉蜕10 g、薄荷6 g。热邪重者加菊花、黄芩、金银花,溺赤者酌加木通、竹叶,患病久、口舌㖞斜难复者酌加地龙、蜈蚣等。治疗68例,总有效率为97.1%。

2. 中药外治

中药外治能使药物直接渗透皮肤,药效直达病灶,能促进侧支循环的建立,减轻局部炎性的渗出和水肿,改善神经周围微循环,具有促进局部血流、改善神经营养、加快神经修复及传导作用。外用药有单验方和复方之分,其中单验方常用药物包括白芥子粉、马钱子、黄鳝血、麝香粉等,复方常选牵正散加减、牵正膏或自拟方等。

(1)单验方:王吉成运用挑刺加局部贴敷治疗面瘫,挑刺相关穴位后,用水调制白芥子粉成面团状,平铺于10 cm×8 cm的纱布上,贴敷于下关穴、颊车穴、地仓穴、阳白穴,用胶布固定,贴敷2～12 h。嘱患者1周、2周、4周复诊,疗程为1～3个月。

吉巧玲等运用针刺配合中药马钱子外贴治疗面瘫50例。针刺相关穴位后,取马钱子20 g置清水中浸泡24 h后,沿纵轴切成厚1 mm薄片,黏附于麝香橡皮膏上,相隔5 cm贴于患侧,5日更换一次。

杨文斌运用点刺厉兑穴配合黄鳝血外敷治疗小儿面瘫208例。点刺厉兑穴后,用火罐拔太阳、颧髎两穴各3 min,同时将黄鳝的热血涂抹于患侧部位,待血将凝之时,取棉纸按脸型大小盖上即可。

(2)复方外用:穆蓉等用白附子、僵蚕、全蝎、羌活、防风、当归、川芎、伸筋草等熏蒸治疗面神经炎32例,痊愈15例,10例显效,6例好转。

姚银生用牵正膏外抹治疗周围性面瘫,在中医辨证施治的原则指导下,结合针灸、理疗、热敷、红外线等疗法。他认为,中药外治法既可防止后遗症,又可对已发生的后遗症有显著的治疗作用。

张俊利将白附子30 g、白僵蚕30 g、全蝎10 g、皂角30 g分别研为细粉,过筛混匀,装瓶备用,用时取药粉适量,用鸡蛋清调成糊状,涂在纱布上贴敷于患侧面颊部,每日2次,早晚各1贴。治疗32例患者,疗程最长15日,最短9日,治愈率为87.50%。

翟熙君等运用自拟活血通络方内服外敷治疗面瘫60例。自拟活血通络方(药物组成为黄芪30 g,秦艽、白芍、当归各15 g,川芎、丹参各18 g,僵蚕12 g,蜈蚣2条),该方煎好后,取100 mL加陈醋、白酒各30 mL,趁热将毛巾蘸湿,敷于患侧面部,再用热水袋覆其上,每次30~45 min,每日2次或3次。热敷后,再用拇指按摩患侧太阳穴、上关穴、下关穴、颊车穴30 min。

宁书慧采用中药外敷治疗210例周围性面瘫,与类固醇激素和对症药物结合治疗对照(82例)。药物组成为麝香10 g、穿山甲15 g、牛黄5 g、全蝎20 g、蜈蚣15 g、甘草200 g、冬虫夏草15 g、藏红花15 g、冰片30 g、珍珠粉10 g、蜂蜜100 g,将药物粉碎,过120目药筛,用芝麻油调制成绵软膏剂。初发患者控制在发病7~10日用药,将本品涂于黑色布裱褙上,敷于患侧,贴于眼、口、鬓角的三角区内,每7日为一个疗程,一般贴敷两个疗程,总有效率为95.72%,治疗组疗效明显高于对照组。

# 第六节　面瘫常用穴位及刺灸方法

## 一、常用穴位

### (一)面部穴位

1.头维

【归经】足阳明胃经。

【定位】在头部,额角发际直上0.5寸,头正中线旁开4.5寸。

【解剖】在颞肌上缘帽状腱膜中;有颞浅动脉、静脉的额支;布有耳颞神经支、上颌神经、颧颞神经及面神经颞支。

【主治】头痛、目痛、目眩、视物不明、眼睑瞤动等头目病证。

【刺灸法】平刺0.5～0.8寸；不可灸。

2. 眉冲

【归经】足太阳膀胱经。

【定位】在头部，额切迹直上入发际0.5寸，当神庭与曲差之间取穴。

【解剖】有额肌；当额动脉、静脉处；布有额神经内侧支。

【主治】头痛、目眩、目痛、目视不明；鼻塞、鼻衄；癫痫。

【刺灸法】平刺0.3～0.5寸；禁灸。

3. 四白

【归经】足阳明胃经。

【定位】在面部，在承泣直下0.3寸，当眶下孔凹陷处。

【解剖】在眼轮匝肌与上唇方肌之间，有面动脉、静脉支，眶下动脉、静脉；布有眶下神经、面神经颧支。

【主治】头痛、目眩；口眼㖞斜、面痛、面肌痉挛等面部疾病；目赤痛、目翳、眼睑瞤动、目痒、流泪等目疾。

【刺灸法】直刺或微向上斜刺0.3～0.5寸；不可深刺，以免伤及眼球；不宜灸。

4. 阳白

【归经】足少阳胆经。

【定位】在头部，瞳孔直上，眉上1寸。

【解剖】在额肌中；有额动脉、静脉外侧支；布有额神经外侧支。

【主治】前头痛、目眩、目痛、外眦疼痛、眼睑瞤动；眼睑下垂、口眼㖞斜。

【刺灸法】平刺0.3～0.5寸；可灸。

5. 丝竹空

【归经】手少阳三焦经。

【定位】在面部，眉毛外端凹陷处。

【解剖】有眼轮匝肌；颞浅动脉、静脉额支；布有面神经颧眶支及耳颞神经分支。

【主治】头痛、眩晕、目赤肿痛、眼睑瞤动；齿痛；癫痫。

【刺灸法】平刺0.5～1寸。

6. 睛明

【归经】足太阳膀胱经。

【定位】在面部,目内眦内上方眶内侧壁凹陷中。

【解剖】在眶内缘睑内侧韧带中,深部为眼内直肌;有内眦动脉、静脉和滑车上下动脉、静脉,深层上方有眼动脉、静脉本干;布有滑车上下神经,深层为眼神经分支,上方为鼻睫神经。

【主治】目赤肿痛、迎风流泪、目眩、目翳、视物不明、近视、夜盲、色盲等目疾;急性腰扭伤、坐骨神经痛;心悸、怔忡。

【刺灸法】嘱患者闭目,医生用左手轻轻将眼球推向外侧,右手持针,紧靠眼眶边缘缓缓刺入0.5～1寸,遇到阻力时,不宜强行进针,应改变进针方向或退针;不宜大幅度提插和捻转;出针后,按压针孔片刻,以防出血;禁灸。

7. 攒竹

【归经】足太阳膀胱经。

【定位】在面部,眉毛内侧端,眉头凹陷中,额切迹处。

【解剖】有额肌及皱眉肌;有额动脉、静脉;布有额神经内侧支。

【主治】头痛、眉棱骨痛;目眩、视物不明、目赤肿痛、迎风流泪、眼睑瞤动、眼睑下垂、口眼㖞斜等眼部病证;呃逆。

【刺灸法】可向眉中或向眼眶内缘平刺或斜刺0.5～0.8寸;或直刺0.2～0.3寸;禁灸。

8. 球后

【归经】经外奇穴。

【定位】在面部,眶下缘外1/4与内3/4交界处。

【解剖】在下睑板下方,眼轮匝肌中;浅层有动脉、静脉;布有面神经颧支和眶下神经,深层有眼神经,眶尖处有结状神经结和视神经。

【主治】治疗一切目疾及顽固性面瘫的下眼睑缘外翻等病证。

【刺灸法】轻压眼球向上,向眶下缘直刺0.5～1.5寸,进针宜缓慢,不提插,以避免刺伤血管而引起血肿;不可灸。

9. 巨髎

【归经】足阳明胃经。

【定位】在面部，横平鼻翼下缘目正视，瞳孔直下。

【解剖】浅层为提上唇肌，深层为犬齿肌，有面动脉、静脉及眶下动脉、静脉汇合支，布有眶下神经支及面神经颊支。

【主治】面痛、齿痛、唇颊肿、鼻衄、口眼㖞斜等局部五官病证。

【刺灸法】斜刺或平刺0.3～0.5寸；可灸。

10. 颧髎

【归经】手太阳小肠经。

【定位】在面部，颧骨下缘，目外眦直下凹陷处。

【解剖】在咬肌的起始部颧肌中；有面横动脉、静脉分支；布有面神经及三叉神经第3支耳颞神经。

【主治】口眼㖞斜、眼睑瞤动、齿痛、目黄、面痛、唇肿。

【刺灸法】直刺0.3～0.5寸；斜刺或平刺0.5～1寸；可灸。

11. 太阳

【归经】经外奇穴。

【定位】在头部，当目外眦与眉梢之间，向后约一横指的凹陷中。

【解剖】在颞筋膜及额肌中；浅层有颞筋膜静脉丛和颧眶动脉、静脉，深层有颞深动脉、静脉；布有耳颞神经、面神经颞支，深层有颞深神经、三叉神经第2支分支。

【主治】头痛、眩晕、目赤肿痛、面痛、面瘫、口眼㖞斜。

【刺灸法】直刺或向下斜刺0.3～0.5寸，或用三棱针点刺出血。

12. 迎香

【归经】手阳明大肠经。

【定位】在面部，鼻翼外缘中点旁，鼻唇沟中。

【解剖】有上唇方肌，面动脉、静脉及眶下动脉、静脉分支，布有面神经与眶下神经吻合丛。

【主治】口眼㖞斜、面痒等面部疾病；鼻塞、鼻衄等鼻疾；胆道蛔虫症。

【刺灸法】略向内上方斜刺或平刺0.3～0.5寸；不宜灸。

13. 下关

【归经】足阳明胃经。

【定位】在面部,颧弓下缘中央与下颌切迹之间凹陷中。

【解剖】皮下有腮腺,深层为咬肌,有面横动脉、静脉,最深层为下颌动脉、静脉,布有下颌神经、耳颞神经支,最深层为下颌神经、面神经颧支。

【主治】齿痛、面疼、牙关开合不利、口眼㖞斜等面口病证;耳聋、耳鸣、聤耳等耳疾。

【刺灸法】直刺0.5~1寸;留针时不可做张口动作,防止弯针、折针;可灸。

14. 上关

【归经】足少阳胆经。

【定位】在面部,颧弓上缘中央凹陷处。

【解剖】在颞肌中;有颧眶动脉、静脉;布有面神经的颧眶支及三叉神经小分支。

【主治】耳鸣、耳聋、聤耳等耳疾;面痛、齿痛、口眼㖞斜等面口病证。

【刺灸法】直刺0.3~0.5寸;可灸。

15. 颊车

【归经】足阳明胃经。

【定位】在面部,下颌角前上方一横指(中指),上下齿咬紧时,咬肌隆起,放松时有凹陷处。

【解剖】在咬肌中,有咬肌动脉、静脉;布有三叉神经第3分支来的咬肌神经,面神经下颌缘支及耳大神经。

【主治】颈项强痛、颊肿、牙关紧闭、齿痛、口眼㖞斜、疟腮等局部病证。

【刺灸法】直刺0.3~0.5寸或向地仓方向斜刺0.7~0.9寸;可灸。

16. 大迎

【归经】足阳明胃经。

【定位】在面部,下颌角前方,咬肌附着部的前缘凹陷中,面动脉搏动处。

【解剖】在咬肌停止部前缘;前方有面动脉、静脉;布有面神经的下颌缘支及三叉神经第3支的颊神经。

【主治】牙关紧闭、口角㖞斜、颊肿、齿痛、面肿等局部病证。

【刺灸法】避开动脉,斜刺或平刺0.3～0.5寸;可灸。

17. 牵正

【归经】经外奇穴。

【定位】在面部,耳垂前0.5～1寸的压痛处。

【解剖】在咬肌中,皮下有腮腺;有咬肌动脉、静脉分支;布有面神经分支。

【主治】口眼㖞斜、口疮、下牙痛。

【刺灸法】向鼻翼斜刺0.5～0.8寸;可灸。

18. 地仓

【归经】足阳明胃经。

【定位】在面部,口角旁开0.4寸(指寸),上直对瞳孔。

【解剖】在口轮匝肌中,深层为颊肌;有面动脉、静脉;布有面神经颊支眶下神经分支,深层为颊神经的末支。

【主治】眼睑瞤动、口角㖞斜、颊肿、流涎、面痛、齿痛等局部病证。

【刺灸法】斜刺或平刺0.5～0.8寸或向颊车方向透刺0.5～0.8寸;可灸。

19. 夹承浆

【归经】经外奇穴。

【定位】在面部,承浆穴左右各旁开约1寸。

【解剖】在口轮匝肌及下唇方肌中,当下颌骨颏孔处;有颏动脉及颏下动脉、静脉;布有面神经、颏神经分支。

【主治】口眼㖞斜、牙痛、牙龈出血。

【刺灸法】斜刺或平刺0.3～0.5寸。

20. 承浆

【归经】任脉。

【定位】在面部,颏唇沟的正中凹陷处。

【解剖】在口轮匝肌与颏肌之间;有下唇动脉、静脉分支;布有面神经及颏唇神经分支。

【主治】流涎、齿龈肿痛、口㖞、面肿等面口部病症;暴喑;癫狂。

【刺灸法】斜刺0.3～0.5寸;可灸。

21. 口禾髎

【归经】手阳明大肠经。

【定位】在面部,横平人中沟上 1/3 与下 2/3 交点,鼻孔外缘直下,平水沟处。

【解剖】在上唇方肌止端,有面动脉、静脉的上唇支;布有三叉神经第 2 支的下支与面神经的吻合支。

【主治】口㖞、牙关紧闭;鼻疾。

【刺灸法】直刺或斜刺 0.3~0.5 寸;禁灸。

22. 水沟

【归经】督脉。

【定位】在面部,人中沟的上 1/3 与中 1/3 交点处。

【解剖】在口轮匝肌中;有上唇动脉、静脉;布有眶下神经支及面神经颊支。

【主治】昏迷、晕厥、中风、中暑、休克、呼吸衰竭等急危重症,为急救要穴之一;癫狂痫、急慢惊风等神志病证;鼻塞、鼻衄、面肿、口眼㖞斜、齿痛、牙关紧闭等面鼻口部病证;急性腰扭伤。

【刺灸法】向上斜刺 0.3~0.5 寸。

(二)循经远道取穴

1. 手阳明大肠经

(1)合谷

【归经】手阳明大肠经。

【定位】在手背,第 2 掌骨桡侧的中点处。

【解剖】有第 1 骨间背侧肌;深层为拇内收肌横头;有手背静脉网(头静脉起始部),指掌侧固有动脉;布有桡神经浅支。

【主治】头痛、眩晕、目赤肿痛、咽喉肿痛、牙关紧闭、口眼㖞斜、鼻渊、齿痛、耳聋等头面五官病证;热病无汗或多汗;经闭、滞产等妇产科病症;发热、恶寒等外感病证。

【刺灸法】直刺 0.5~1 寸,针刺时手呈半握拳状;孕妇不宜针;可灸。

（2）阳溪

【归经】手阳明大肠经。

【定位】在腕区,腕背侧远端横纹桡侧,桡骨茎突远端,拇指跷起时,当拇短伸肌腱和拇长伸肌腱之间的凹陷中,解剖学"鼻烟窝"凹陷中。

【解剖】在拇短伸肌腱和拇长伸肌腱之间;有头静脉、桡动脉本干及其腕背支;布有桡神经浅支,前臂外侧皮神经。

【主治】头痛、耳聋耳鸣、咽喉肿痛、齿痛、目赤目翳等头面五官病证;臂腕痛。

【刺灸法】直刺或斜刺0.5~0.8寸;可灸。

2.手太阳小肠经

（1）听宫

【归经】手太阳小肠经。

【定位】在面部,耳屏正中与下颌骨髁突之间的凹陷处。

【解剖】有颞浅动脉、静脉的耳前支;布有面神经及三叉神经第3支的耳颞神经。

【主治】耳聋、耳鸣、聤耳等耳疾;齿痛。

【刺灸法】张口,直刺1~1.5寸,留针时要保持一定的张口姿势;可灸。

（2）阳谷

【归经】手太阳小肠经经穴。

【定位】在腕后区,腕关节的尺侧,当三角骨与尺骨茎突之间凹陷中。

【解剖】在尺侧腕伸肌腱的尺侧缘;有腕背侧动脉;布有尺神经的手背支。

【主治】热病汗不出;癫狂痫;头痛、目眩、耳聋、耳鸣等头面五官病证;颈项拘急、臂外侧痛、腕痛等痛证。

【刺灸法】直刺0.3~0.5寸;可灸。

3.手少阳三焦经

（1）中渚

【归经】手少阳三焦经。

【定位】在手背,第4、5掌指间,第4掌指关节近端凹陷中后的掌骨间。

【解剖】第4骨间肌;皮下有手背静脉网及第4掌背动脉;布有来自尺神经

的手背支。

【主治】头痛、喉痹、目眩、目赤、目痛、耳聋、耳鸣等头面五官病证;热病、疟疾;肩背肘臂酸痛,手指不能屈伸。

【刺灸法】直刺0.3～0.5寸;可灸。

(2)外关

【归经】手少阳三焦经。

【定位】在前臂后区,腕背侧远端横纹上2寸,桡骨与尺骨间隙中点。

【解剖】在桡骨与尺骨之间,指总伸肌与拇长伸肌之间;深层为臂骨间背侧动脉和掌侧动脉、静脉;布有前臂背侧皮神经;深层为前臂骨间背侧及掌侧神经。

【主治】伤寒、热病;头痛、颊痛、耳鸣、耳聋、目赤肿痛等头面五官病证;肩背痛、肘臂伸屈不利、手指疼痛等局部病证;瘰疬;胁肋痛。

【刺灸法】直刺0.5～1寸;可灸。

4.手太阴肺经

列缺

【归经】手太阴肺经。

【定位】两手虎口相交,一手示指压在另一手的桡骨茎突上,当示指尖端到达的凹陷中。

【解剖】在肱桡肌腱与拇长展肌腱之间;有头静脉及桡动脉、静脉分支;布有前臂外侧皮神经和桡神经浅支的混合支。

【主治】咳嗽、气喘、咽喉痛等肺系病证;项强、偏正头痛、牙痛、口眼㖞斜等头面部疾患;手腕痛。

【刺灸法】向上斜刺0.5～0.8寸;可灸。

5.足太阳膀胱经

(1)玉枕

【归经】足太阳膀胱经。

【定位】在头部,横平枕外隆凸上缘,后发际正中直上2.5寸,头正中线旁开1.3寸。

【解剖】有枕肌;有枕动脉、静脉;布有枕大神经分支。

【主治】头项痛、目痛、不能远视;鼻塞。

【刺灸法】平刺0.3~0.5寸;可灸。

（2）风门

【归经】足太阳膀胱经。

【定位】在脊柱区,第2胸椎棘突下,督脉旁开1.5寸处。

【解剖】有斜方肌、菱形肌、上后锯肌,深层为最长肌;有第2肋间动脉、静脉背侧支的内侧支;布有第2或第3胸神经后支内侧皮支,深层为后支外侧支。

【主治】感冒、咳嗽、发热、头痛、目眩、流涕、鼻塞、身热;项强、胸背痛、发背痈疽、胸中热。

【刺灸法】斜刺0.5~0.8寸;可灸。

6.足少阳胆经

（1）率谷

【归经】足少阳胆经。

【定位】在头部,耳尖直上入发际1.5寸。

【解剖】在颞肌中;有颞动脉、静脉顶支;布有耳颞神经和枕大神经汇合支。

【主治】头痛、眩晕;小儿急慢惊风。

【刺灸法】平刺0.5~0.8寸;可灸。

（2）阳陵泉

【归经】足少阳胆经。

【定位】在小腿外侧,腓骨小头前下缘凹陷中。

【解剖】在腓骨长、短肌中;有膝下外侧动脉、静脉;当腓总神经分为浅神经及腓深神经处。

【主治】半身不遂、下肢痿痹麻木、膝肿痛等下肢及膝关节病证;胁肋痛、口苦、呕吐、吞酸、黄疸等肝胆犯胃病证;小儿惊风。

【刺灸法】直刺1~1.5寸;可灸。

7.足太阴脾经

(1)血海

【归经】足太阴脾经。

【定位】在股前区,髌底内侧端上2寸,股四头肌内侧头隆起处。简便取法:患者屈膝,医生以手掌心按于患者膝髌骨上,第2至第5指向上伸直,拇指约成45°斜置,于大腿内上方,当拇指尖下是穴。

【解剖】在股内侧肌隆起处;有股动脉、静脉肌支,布有股前皮神经及股神经肌支。

【主治】月经不调、痛经、经闭等妇科病证;瘾疹、湿疹、丹毒等血热性皮肤病证;膝股内侧痛。

【刺灸法】直刺0.5~1.2寸;可灸。

(2)阴陵泉

【归经】足太阴脾经。

【定位】在小腿内侧,当胫骨内侧髁下缘与胫骨内侧缘之间的凹陷中。

【解剖】在胫骨后缘与腓肠肌之间,比目鱼肌起点上方;前方有大隐静脉、膝最上动脉,最深层有胫后动脉、静脉;布有小腿内侧皮神经本干,深层有胫神经。

【主治】腹胀、腹泻、水肿、黄疸;小便不利、尿失禁、遗尿;阴痛、痛经、遗精;膝痛。

【刺灸法】直刺1~2寸;可灸。

(三)辨证取穴

1.风寒证

风池

【归经】足少阳胆经。

【定位】在颈项后,与风府相平,枕骨之下,当胸锁乳突肌与斜方肌上端之间的凹陷中。

【解剖】在胸锁乳突肌与斜方肌上端附着部之间的凹陷中,深层为头夹肌;有枕动脉、静脉分支;布有枕小神经分支。

【主治】头痛、眩晕、颈项强痛；中风、口眼㖞斜；感冒、目赤痛、鼻渊、鼻衄、耳聋耳鸣、热病。

【刺灸法】针尖微下，向鼻尖方向斜刺0.8～1.2寸；或平刺透风府穴，深部中间为延髓，必须严格掌握针刺的角度和深度；可灸。

2.风热证

(1)大椎

【归经】督脉。

【定位】在脊柱区，当第7颈椎棘突下凹陷中，后正中线上。

【解剖】在腰背筋膜、棘上韧带及棘间韧带中；有颈横动脉分支，棘间皮下静脉丛；布有第8颈神经后支内侧支。

【主治】热病、疟疾、霍乱、咳嗽、喘逆、风疹、骨蒸潮热；颈项强不得回顾、肩背痛、腰脊痛、角弓反张；小儿惊风、癫痫、五劳虚损。

【刺灸法】斜刺0.5～1寸；可灸。

(2)曲池

【归经】手阳明大肠经。

【定位】在肘区，当尺泽与肱骨外上髁连线中点凹陷处。

【解剖】在肱桡肌的桡侧；桡侧腕长伸肌起始部，有桡返动脉分支；布有前臂背侧皮神经，内侧深层为桡神经本干。

【主治】热病；眩晕；咽喉肿痛、齿痛、目赤肿痛等五官热性病证；瘾疹、湿疹、瘰疬等皮肤科病；手臂肿痛、上肢不遂、手肘无力等上肢病证。

【刺灸法】直刺0.8～1.5寸；可灸。

3.气虚血瘀证

足三里

【归经】足阳明胃经。

【定位】在小腿外侧，外膝眼下3寸，胫骨前棘外侧一横指，外膝眼与解溪连线上。

【解剖】有胫骨前肌，外侧为趾长伸肌；有胫前动脉、静脉；布有腓肠外侧神经及隐神经的皮支，深层为腓深神经。

【主治】胃痛、呕吐、腹胀、肠鸣、泄泻、痢疾、腹痛等胃肠病证；癫狂等神志病证;下肢痿痹;乳痈、肠痈等外科病;虚劳诸证。本穴为强壮保健要穴。

【刺灸法】直刺1～2寸;可灸。

(四)对症治疗

1.乳突部疼痛

翳风

【归经】手少阳三焦经。

【定位】在颈部,耳垂后方,当胸锁乳突肌与下颌骨之间凹陷处。

【解剖】有耳后动脉、静脉、颈外浅静脉;布有耳大神经,深部为面神经干从颅骨穿出处。

【主治】耳聋、耳鸣等耳疾;口眼㖞斜、面风、牙关紧闭、颊肿等面口病证;瘰疬。

【刺灸法】直刺0.5～0.7寸;可灸。

2.目合困难

(1)鱼腰

【归经】经外奇穴。

【取法】在头部,瞳孔直上,眉毛中。

【解剖】在眼轮匝肌中;有额动脉、静脉外侧支;布有眶上神经、面神经分支。

【主治】目赤肿痛、目翳、眉棱骨痛、眼睑下垂、眼睑瞤动、口眼㖞斜。

【刺灸法】沿眉中向外斜刺0.3～0.5寸,或直刺0.1～0.2寸。

(2)申脉

【归经】足太阳膀胱经。

【定位】在踝区,当外踝尖直下,当外踝下缘与跟骨之间凹陷中。

【解剖】有外踝动脉网;当腓肠神经分布处。

【主治】痫证、癫狂、失眠、眩晕等神志疾病;目赤肿痛、面瘫之眼睑开合不利;项强、头痛、眩晕;腰痛、足胫寒、不能久立。

【刺灸法】直刺0.3～0.5寸;可灸。

（3）照海

【归经】足少阴肾经。

【定位】在踝区，内踝尖下1寸，当内踝下缘边际凹陷中。

【解剖】在趾外展肌止点；后方有胫后动脉、静脉；布有小腿内侧皮神经；深部为胫神经本干。

【主治】咽喉干痛、目赤肿痛，面瘫、眼睑闭合不能等面部五官病证；月经不调、痛经、赤白带下等妇科病证；小便频数、癃闭；失眠、痫证等精神、神志病证。

【刺灸法】直刺0.5～0.8寸；可灸。

3. 焦虑状态

（1）百会

【归经】督脉。

【定位】在头部，前发际正中直上5寸。或折耳，两耳尖连线的中点。

【解剖】在帽状腱膜中；有左右颞浅动脉、静脉及左右枕动脉、静脉吻合网；布有枕大神经及额神经分支。

【主治】头痛，眩晕；中风，言语謇涩，半身不遂；失眠健忘，心神恍惚；脱肛，阴挺，久泻。

【刺灸法】平刺0.5～1寸；可灸。

（2）神庭

【归经】督脉。

【定位】在头部，前发际正中直上0.5寸。

【解剖】在左右额肌的交界处；有额动脉、静脉分支；布有额神经分支。

【主治】癫狂痫，惊悸，失眠；头痛、目眩、鼻衄、鼻塞等头面五官病证。

【刺灸法】平刺0.5～0.8寸；可灸。

（3）神门

【归经】手少阴心经。

【定位】在腕前区，腕掌侧远端横纹尺侧端，尺侧腕屈肌腱的桡侧缘。

【解剖】在尺侧腕屈肌腱和指浅屈肌之间；深层为指深屈肌，有尺动脉通过，布有前臂内侧皮神经，尺侧为尺神经。

【主治】心痛、心烦、失眠、健忘、惊悸、怔忡、痴呆悲哭、癫狂痫等心与神志疾病;呕血、吐血、喘逆上气;高血压;胸胁痛。

【刺灸法】直刺0.3~0.5寸;可灸。

(4)内关

【归经】手厥阴心包经。

【定位】在前臂前区,腕掌侧远端横纹上2寸,当掌长肌腱与桡侧腕屈肌腱之间。

【解剖】在桡侧腕屈肌腱与掌长肌腱之间,有指浅屈肌,深层为指深屈肌,有前臂正中动脉、静脉,深层为前臂掌侧间动脉、静脉;布有前臂内侧皮神经,下为正中神经掌皮支,最深层为前臂掌侧骨间神经。

【主治】呕吐、胃痛、呃逆等胃腑病证;肘臂挛痛;心痛、心悸、不寐、胸闷等心系疾病;癫狂、痫证、失眠、郁证等神志疾病;中风、偏瘫、眩晕、偏头痛。

【刺灸法】直刺0.5~1寸;可灸。

## 二、常用刺灸方法

### 针刺法

针刺法治疗面瘫时,掌握合适的治疗时机、选择与配伍恰当的穴位都十分重要。在特定的时期或者出现特殊的症状时,使用合理、恰当的操作手法同样重要。针具的选择、针刺手法的操作及穴位的选择均是针灸医生必须掌握的基本技能,与临床治疗疾病的疗效密切相关。

1.针刺前的准备

(1)针具的选择:根据患者的年龄、性别、体质情况、病情和腧穴所在的部位选择针具。与针灸治疗其他疾病有所不同,面瘫的治疗具有一定的特殊性,即治疗部位主要在面部。面部皮肤薄弱、神经毛细血管丰富,容易出现疼痛、出血、血肿、神经损伤等。根据临床经验,一般选用直径0.22~0.25 mm、长度0.5~1.5寸的针具最合适。使用前,医生一定要仔细检查针尖是否锋利、有无勾曲,确保使用安全。

(2)体位的选择:在治疗面瘫的过程中,患者体位的确定应以有利于腧穴的正确定位和便于针灸操作、留针为原则。临床上患者常用的体位有仰卧位、仰靠坐位、正坐位。对于某些腧穴应根据不同的腧穴要求而采取适宜的体位。对于初诊、精神紧张、年老体弱的患者,尽量采取仰卧位,防止患者感到疲劳而发生晕针。

(3)消毒:针刺治疗时,医护人员应做好消毒工作。消毒包括针具器械消毒、医生手消毒、患者施术部位的消毒及治疗室内的消毒。目前,临床上一般使用一次性针具,可确保一针一穴,避免重复使用。针刺前,医生先用肥皂水将手洗刷干净,待手干后用75%酒精棉球或者消毒液擦拭,再持针操作。患者针刺穴位及附近皮肤用75%酒精棉球擦拭消毒,擦拭时应从腧穴部位的中心点由内向外绕圈进行消毒,消毒后,嘱患者保持洁净,切勿接触污染物品。

2.常用针刺法

(1)直刺法:针身与皮肤表面呈90°垂直刺入的方法。本法适用于肌肉较丰厚处的穴位,如牵正、足三里、下关等。

(2)平刺法:又称横刺、沿皮刺法。针身与皮肤表面呈15°左右沿皮肤刺入的方法。本法适用于肌肉较浅薄处的穴位,如阳白。

(3)深刺法:对于面瘫的治疗来说,直刺深度在0.5～1.2寸的方法为深刺法;适用于肌肉较丰厚处的穴位,如下关、牵正、翳风均可采用深刺法。

(4)浅刺法:直刺深度小于0.5寸时,为浅刺法。治疗面瘫有些部位需要浅刺0.2～0.3寸,甚至可以更浅。如面瘫急性期,邪气较浅,正气尚足,浅刺法可以调经气;在面瘫恢复期,正气已虚,气血不足,可在远端采用深刺法或泻法,局部采用浅刺法以疏调面部经气。

(5)提插法:针尖刺入腧穴至一定深度后,施以上提下插的操作手法。提插的幅度、频率需根据病情和腧穴所在的部位而定。本法分深提插法和浅提插法两种,其中深提插法是指针刺层次较深、提插幅度较大、刺激强度也大的提插法;浅提插法是指针刺层次较浅、提插幅度较小、刺激量较小的提插法。

(6)捻转法:毫针刺入腧穴至一定深度后,医生用拇指和示指持针,并用中指微抵住针体,通过拇指、示指来回旋转捻动而使针体转动。捻转时,拇指与示指必须均匀用力,捻转幅度一般在180°左右,不能单向连续转动,捻转的幅度与频率应根据针刺穴位、针感强弱和病情而定。

（7）循法：医生顺着经脉的循行径路，用手指在所要针刺的腧穴附近上下或左右轻柔地循按或叩打以催引气至的方法。此法可以推动气血、激发经气，可用于针刺后经气不至或得气后转瞬即失的情况。

（8）刮法：毫针刺入腧穴至一定深度后，经气未至，医生以拇指或示指指腹抵住针尾，用示指或拇指指甲由上而下或者由下而上频频刮动针柄，用于催气、行气的方法。以右手拇指抵住针柄顶端，同时用示指或中指指甲从针柄下端向上刮动称为单手刮针法；若以左手拇指或示指抵住针柄顶端，同时用右手拇指或示指指甲从上向下或从下向上刮动针柄称为双手刮针法。此法可以加强针感的扩散和传导，且捻转时患者无不适或疼痛，故易于接受。

（9）弹法：在留针的过程中，医生的拇指与示指相交，对准针柄尾部轻轻弹叩，使针体发生微微震颤的方法。此法可加强针感，助气运行，适用于得气迟缓的患者。操作时，注意弹叩不可过猛、过频。

（10）飞法：在操作的过程中，医生用右手拇指、示指执持针柄，细细搓捻数次，然后张开两指，一搓一放，一合一张，连续数次，如飞鸟展翅之状。此法可加强针感，也可用于催气。

（11）震颤法：毫针刺入腧穴至一定深度后，医生以右手持针柄做小幅度、高频率、快速的提插，使针身发生微微震颤。操作时，注意提插时一般保持针刺深度不变。针刺后气不至时，此法可促进得气，也可用于孔穴较小的关节间隙或不宜做大幅度提插捻转的穴位，如下关穴。

**3.针刺的时机及手法**

任何疾病都有发生发展的过程，抓住治疗时机、采取积极恰当的治疗手法，对疾病的转归、预后起着非常重要的作用。面瘫三个时期的治疗都非常重要，每一环节都不可或缺，其中恢复期的治疗尤其重要。此期病势变化较多，且每一变化都预示着疾病转归的方向，因此密切观察患者病情变化并及时采取有效的手法是这一时期的治疗重点。

按照面瘫的发病规律，18~40日是其恢复期。此期，随着患者面神经瘫痪功能的逐渐恢复，额纹从开始出现到逐步加深、鼻唇沟由浅变深、眼裂由大到小到完全闭合，其变化每日都可看见。如果半个月内患者症状恢复得不明显，则提示该患者恢复缓慢，需要增加针灸刺激量；如果20日仍未见变化，则需采取特殊针刺手法治疗,可适当使用电针法,以促进瘫痪肌肉的兴奋。反过来,如果面肌小幅度跳动、面部有紧绷感,则提示该患者面神经提早或过度兴奋,容易发生面肌痉挛,应采用轻刺激手法降低神经兴奋性。由此可见,恢复期是治疗面瘫的关键。恢复期功能恢复得越快、病程越短,留有后遗症的概率也就越小。

如果针刺治疗时间超过30日,无论患者有无面肌跳动,都要根据情况加用对侧穴位,双侧针刺,以避免患侧久治引起面神经的兴奋。双侧针刺治疗可加速患者整个面部的血液循环,改善面部供血,使面神经接受均衡的刺激,使两侧肌肉在运动力量上达到平衡,避免一侧面神经疲惫(失兴奋)或过度兴奋而引起面部肌肉瘫痪不愈或痉挛。

4. 留针时间

面瘫患者在急性期、停滞期、恢复期均留针20~30 min,与一般疾病留针的时间相同。顽固性面瘫留针30 min,如果患者出现兴奋性高的面瘫后遗症,如面肌痉挛、面部肌肉挛缩等,留针时间需要延长,以40 min为宜。此外,留针时间还要根据治疗方法(如温针灸、电针等)来确定。

5. 有耳后疼痛、肿胀者

部分患者面瘫初期耳后疼痛明显,从外观上看,耳根部出现了明显的肿胀,考虑为面神经炎性水肿。耳后乳突部及耳垂前下部为面神经所过之处,此处发生面神经炎进而引起了局部水肿。中医认为,此为热毒侵犯经络所致,治疗上应予清热解毒、活血凉血之法。可用三棱针点刺、毫针丛刺、梅花针放血等方法,使热毒随血外出,进而缓解局部肿胀、疼痛。也可用针刺局部阿是穴,针刺要浅,捻转要轻,勿提插,防止加重神经血管的损伤。

6. 针灸处方

针灸处方是在分析病因病机、明确辨证立法的基础上,选择适当的腧穴和刺灸法组合而成的治疗方案。作为针灸临床治疗的实施方案,处方是否得当,直接关系治疗效果的优劣。因此,针灸处方必须在中医基础理论和针灸治疗原则的指导下,根据刺灸法的特点和腧穴的特异性,严密组合,做到配穴精准、方法得当,以更好地发挥针灸治疗效果。在治疗面瘫时,临床上多采用近部取穴、远部取穴、透穴取穴和辨证取穴的方法。

（1）近部取穴法：是指根据每一个腧穴都能治疗局部病证这一特点而制订的一种基本取穴方法，体现了"腧穴所在，主治所在"的治疗规律。面瘫病变部位多为阳明经循行之处，故取穴多以手足阳明经和面部局部腧穴为主，以促进气血运行、通经活络、直达病所。临床常取攒竹、鱼腰、阳白、太阳、四白、下关、牵正、颊车、地仓、颧髎、迎香、水沟、承浆等穴。在临床上，额纹的有无及眼睑能否闭合是区别周围性面瘫和中枢性面瘫的重要依据，因此阳白、攒竹两穴在治疗周围性面瘫中意义重大。

（2）远部取穴法：是指在病变部位所属和相关的经络上，距离病变部位较远的部位取穴的方法。《黄帝内经》中将这种取穴称为"远道刺"。这种选穴方法紧密结合经脉的循行，体现了"经脉所通，主治所及"的治疗规律。《灵枢》云："病在上者下取之。"临床上多取合谷、太冲、大椎、足三里诸穴治疗面瘫。

①合谷：手阳明大肠经的原穴，其循行"还出夹口……上夹鼻孔"。《四总穴歌》中的"面口合谷收"成为后世医家以合谷治疗面瘫的理论基础。

②太冲：足厥阴肝经的原穴。又肝经"下颊里，环唇内"，此穴既能调畅情志、行气活血，又能养血柔肝、舒筋缓急，为治疗情志不畅引发面瘫之要穴。《百症赋》记载："太冲泻唇喎以速愈。"

③足三里：胃为气血生化之源，足三里系足阳明胃经合穴。足阳明之脉"循鼻外，入上齿中，还出挟口环唇，循颊车，下耳前"。因此，通过灸刺足三里既可疏通面部脉络，又能健脾益气、养血活血，从而促进面瘫的康复。

④大椎：为督脉经穴。督脉行于头面正中，即关联于额、眼、鼻、唇局部经气，又为阳脉之海。面瘫时，诸阳经经气不畅，督脉既可疏风邪、通经脉，又可缓解局部症状。

（3）透穴取穴法：在针灸治疗中，此法多用于面瘫晚期不易恢复者。根据病变部位，选取邻近的腧穴和同经腧穴进行透刺，逐渐加大刺激，可以改善局部血管和淋巴管的功能，增强局部新陈代谢。此法一方面可以减轻患者针刺的痛苦，另一方面可以利用多个腧穴协同治疗的作用来达到良好的治疗效果。地仓、颊车同为阳明经腧穴，采用透穴取穴法治疗，可以增强阳明经的经气作用，从而提高疗效，适用于口角喎斜不易恢复者。阳白透鱼腰为同一平面上的纵向透刺，可以起到增强和疏通局部经气的作用，改善局部症状的效果明显,适用于眉不能上抬的患者。

(4)辨证取穴法:下面分别从急性期、停滞期和恢复期进行具体介绍。

①急性期:面瘫的急性期是发病的1~7日。多数患者发病前没有先兆症状及伴随症状;少数患者发病前可出现类似感冒的症状,如头痛、咽痛、患侧面部发紧不适及耳后疼痛;部分患者发病前有劳累、精神紧张、心情不畅等诱因,复感风寒而诱发。根据病因、病机及临床表现,急性期共分为五型。

Ⅰ.风寒袭络型

【临床表现】口眼㖞斜,伴恶寒发热、恶风,患侧枕后疼痛,或有周身肌肉酸痛,鼻塞流涕,舌苔薄白,脉浮紧。

【治则】祛风散寒,活血通络。

【取穴】风池、合谷、阳白、牵正、地仓、列缺、颧髎、风门。

【操作手法】列缺、风门取双侧,余穴取患侧。列缺,斜刺或平刺0.5寸,中等刺激。风门,针尖向脊柱方向呈倒八字或沿膀胱经向下斜刺,不可深刺。余穴刺法同前,面部穴位可用浅刺捻转法。留针30 min,每日1次。兼有头痛、颈项不适者,加取双侧太阳、颈夹脊。

【穴解】列缺为手太阴肺经穴,具有宣肺解表、祛风散寒之功,同时与手阳明经相表里,故列缺与合谷相配可宣肺解表、祛风散邪。风门为足太阳膀胱经背俞穴,足太阳膀胱经主一身之表,故风门能祛风固表,在风门处拔罐,能起解表祛风、温经散寒的作用。余穴为局部取穴,可疏调局部经气、通经活络。

Ⅱ.风热袭络型

【临床表现】口眼㖞斜,恶风,患眼流泪,耳后疼痛,咽干,口渴,大便干,小便黄,舌红,苔薄黄,脉浮数。

【治则】清热祛风,活血通络。

【取穴】大椎、阳白、颧髎、地仓、牵正、合谷、风池、外关。

【操作方法】外关取双侧,余穴均取患侧。大椎,直刺1.2寸左右,予提插捻转强刺激;外关,直刺,用泻法,也可用三棱针点刺大椎后拔罐放血,令热邪随血外出;余穴刺法同前。留针30 min,每日1次。

【穴解】大椎为督脉与手足六阳经交会穴,位居项背,为"阳中之阳",具有泻热之功,能清泻阳明、少阳、太阳经之热,并能解表祛风;外关为手少阳之络穴,通于阳维脉,具有解表泻热的作用。两穴相配可以祛风解表清热。余穴为局部取穴,可以通经活络。

Ⅲ.肝阳上亢型

【临床表现】口眼㖞斜,伴头晕目眩,头痛,项强,失眠,大便秘结,舌苔黄腻,脉弦。

【治则】平肝潜阳,活血通络。

【取穴】风池、太阳、合谷、太冲、阳白、四白、牵正、地仓。

【操作方法】阳白、四白、牵正、地仓为患侧取穴,风池、太阳、合谷、太冲为双侧取穴。局部穴轻刺0.3寸左右,轻捻转;风池,直刺1.2寸,强刺激,使针感上传至头目;太阳,斜刺,针尖向下关或率谷方向,透刺1~1.2寸,有酸胀感即可;合谷、太冲,用泻法。留针30 min,每日1次。

【穴解】风池,可清泻肝胆上亢之阳、止晕、明目;太阳为经外奇穴,功善清肝胆之热、疏内外之风,镇痛、止晕、明目;太冲为足厥阴肝经的原穴、腧穴,"肝足厥阴之脉……连目系,上出额,与督脉会于巅",若肝阳上亢,循经上扰,则头晕目眩,取其原穴太冲泻之,以平肝潜阳;合谷为手阳明大肠经原穴,内清阳明之热,外解风邪表证,与太冲相配,为四关穴,一上一下,共奏清热熄风、镇惊潜阳之功;四穴合用配以局部取穴,共达平肝潜阳、活血通络之功。

Ⅳ.痰热腑实型

【临床表现】口眼㖞斜,伴胸脘满闷,不思饮食,口臭,口干喜饮,或有牙龈肿痛,或伴头晕,大便不通,小便黄,舌苔黄厚腻,脉滑数有力。

【治则】清热化痰通腑,兼活血通络。

【取穴】地仓、颧髎、天枢、丰隆、内庭、迎香、阳白、牵正、合谷、曲池、风池。

【操作方法】头面部穴位取患侧,天枢及四肢穴位均取双侧。除局部穴浅刺外,远端穴均用泻法,以清泻肠胃痰热。针后可于面部拔罐。留针30 min,每日1次。

【穴解】曲池、合谷同为阳明经穴,可清泻阳明之热。风池为胆经腧穴,专泻肝胆及头面之热;天枢为胃经腧穴,又为大肠经募穴,既能调胃通便,又能理脾止泻,具有双向调节作用;丰隆、内庭均为足阳明经穴,丰隆为治痰要穴;

内庭为足阳明经荥穴,具有泻肠胃郁热的作用,两穴合用具有清热化痰、宁心安神之功。五穴均为手足阳明经穴,"同气相求",共起清热化痰、通便的作用。余穴为局部取穴,可活血通络,疏调局部经气。

Ⅴ.痰湿阻络型

【临床表现】头重体倦,头晕失眠,胸闷泛恶,纳呆腹泻,口淡不渴,失眠,大便溏薄,苔白腻,脉濡缓。

【治则】健脾化湿,活血通络。

【取穴】阳白、牵正、地仓、颧髎、阴陵泉、足三里、风池、合谷、内关、中脘。

【操作方法】阴陵泉、足三里、内关均取双侧,余穴均取患侧。局部穴位浅刺,阴陵泉、足三里用补法,中脘、内关平补平泻;足三里或阴陵泉也可行温针灸;面部拔罐,亦可在背部脾俞、胃俞留罐。留针30 min,每日1次。

【穴解】此证为脾胃虚弱,湿浊不化,阻于中焦之证。取穴以脾胃经腧穴为主。阴陵泉、足三里为脾胃二经之合穴,互为表里,具有健脾益气、利水渗湿的作用;内关为手厥阴心包经之络穴,善治胃、心、胸的疾病,善于开胸理气、化湿止呕;中脘为任脉之穴,为胃之募穴、八会穴之腑会,善于和胃健脾、通降腑气,专治脾虚导致的各种症状。且中脘位居中焦,为三焦之枢、开关之门户,能起到交通上下、通利三焦的作用,使精气上承、浊气下降,脾胃畅达,脏腑相合。四穴相配,共奏健脾和胃、化湿祛浊之功。局部腧穴可活血通络、调理面部经气。

②停滞期:即发病的8～17日,共10日。这一时期患者的面部㖞斜程度不会再加重,全身症状也会减轻,或者经过治疗后症状会逐渐消失,但面部口眼㖞斜症状依然存在。此期的治疗重点应以局部取穴为主,如仍有全身症状,可参照急性期治疗,在局部增加穴位,针刺也可加大刺激量。

【治则】祛邪通络。

【取穴】上关、迎香、下关、四白、风池、合谷、阳白、夹承浆、颊车、口禾髎、牵正、地仓(均取患侧)。

【操作手法】地仓透颊车、阳白透鱼腰、口禾髎透巨髎、夹承浆透地仓,以上均用1.5寸针,平刺1～1.2寸,轻轻捻转,余穴直刺捻转,使每针均有较强的针感。留针30 min,隔日1次。

【穴解】风池为足少阳胆经穴,可清散头面之热,具有疏通头面经络之功;合谷为手阳明经穴,专治头面。两穴与局部穴位相合,共达疏经祛邪、活血通络之效。

③恢复期:即面瘫发病的18～40日,为期23日。部分患者恢复较快,也有一些患者恢复稍慢,在15日以上。此时,患者全身症状逐渐消失,面部肌肉功能逐渐恢复,但有些患者会表现出虚象,可能是气虚,也可能是阴血虚,此时应补虚通络兼用。

Ⅰ.气血不足型

【临床表现】多见于恢复期或病程较长的患者,兼见少气懒言,肢体困倦无力,面色淡白,头晕,舌淡,苔薄,脉细弱。

【治则】补益气血,疏经通络。

【取穴】颧髎、合谷、地仓、阳白、四白、颊车、足三里、阴陵泉、气海。

【操作手法】穴位均取患侧。局部穴直刺,不宜过深,轻轻捻转,刺激量不宜过大,不宜使用电针。远端取穴可用补法。留针30 min,隔日1次。

【穴解】局部穴具有疏通经络、调理面部经脉、改善局部症状、促进局部肌肉恢复的功能。"面口合谷收",合谷为手阳明经原穴,能调动阳明经之气血,鼓邪外出;足三里、阴陵泉为足阳明、足太阴之合穴,互为表里,两穴共有调理脾胃、补益气血之功,且足阳明经上循至面部,针刺足三里能疏调阳明经气、调整面部气血,有利于面部功能的恢复;气海为任脉穴,为补气之要穴,与足三里、阴陵泉合用,能益气健脾,可治疗脾虚气亏诸证。

Ⅱ.阴血亏虚型

【临床表现】兼见两颧潮红,五心烦热,潮热,盗汗,失眠多梦,头晕耳鸣,舌红少津或少苔,脉细数。

【治则】补益气血,疏经通络。

【取穴】颧髎、合谷、地仓、阳白、四白、颊车、足三里、阴陵泉、内关、三阴交、神门、太溪。

【操作手法】穴位均取患侧。局部穴直刺,不宜过深,轻轻捻转,刺激量不宜过大,不宜使用电针。远端取穴可用补法。留针30 min,隔日1次。

【穴解】此期病位在心肾,内关为手厥阴心包经络穴,八脉交会穴之一,通于阴维脉,具有维系、联络全身阴经的作用。阴维脉病位在脏,故内关善治内脏疾病,尤其善治心胃疾病;神门为心经原穴,善于宁心安神;三阴交为足三阴之交会穴,具有滋阴养血、调补肝肾的作用;太溪为足少阴经之原穴,能补肝肾,益精血。四穴合用,起到滋补肝肾、养血安神的作用。局部穴具有疏通经络、调理面部经脉、改善局部症状、促进局部肌肉恢复的功能。

# 第七节　周围性面瘫的预后

影响周围性面瘫预后的因素主要有发病年龄、合并疾病、治疗情况、症状轻重、发病季节、吸烟史、心理等方面。若早期能及时准确地诊断、正确地评估预后并根据评估情况确定临床治疗方案,将对患者的完全恢复有重要的意义。

## 一、发病年龄

面瘫患者预后与年龄有关。一般情况下,儿童及青年患者较老年患者疗程短、预后好、后遗症及并发症发生率低,60岁以上的患者完全恢复的概率相对较低,可能与老年患者神经修复能力弱及合并基础疾病等有关。

## 二、合并疾病

研究显示,糖尿病和高血压影响面瘫患者的恢复,合并这类疾病的患者预后较差。高脂血症是否会影响患者预后,目前尚缺乏相关研究,但有一些研究显示,他汀类降脂药的神经毒性与面神经的损伤有潜在的相关性。

## 三、早期治疗

临床大样本研究证实,早期针灸介入治疗能缩短患者恢复的时间,促进面神经功能的恢复,可显著提高愈显率。如果发病后3周仍未开始恢复,提示预后不佳。

## 四、症状轻重

面神经损伤部位及损伤程度严重影响面瘫的预后,一般根据损害部位、临床症状、面神经损伤程度分级量表、面神经电生理测定等综合评估患者面神经损伤的程度及预后。

### (一)面瘫损伤定位诊断方法

根据面瘫合并味觉减退、听觉过敏、泪液减少、耳部疱疹及眩晕等表现,将面神经损害部位分为四类,即仅有面瘫而无上述表现者为面神经鼓索以下段(A段),面瘫伴味觉减退者为面神经鼓索与镫骨肌神经之间段(B段),伴听觉过敏者为镫骨肌神经与岩(浅)大神经之间段(C段),伴泪液减少或耳部疱疹或眩晕为岩(浅)大神经及以上段(D段)。损害在A段者,预后良者明显多于预后差者;损害在C段及D段者,预后差者明显多于预后良者;损害在B段者,预后良者与预后差者无明显差异。

### (二)面瘫合并症状(味觉减退、听觉过敏、泪液减少及眩晕)与预后的关系

合并上述表现＜2个者,预后良者明显多于预后差者;合并上述表现≥2个者,预后差者明显多于预后良者。两者均有极显著的差异。

### (三)面瘫侧睑裂大小与预后的关系

研究表明,面瘫侧睑裂大小为面神经损害程度的重要表现,与预后相关程度最大。睑裂越大,眼轮匝肌瘫痪越重,面神经损害越甚,预后越差。所以面瘫侧睑裂大小为预测预后的可靠指标。睑裂＜6 mm者,预后良者明显多于预后差者;睑裂≥6 mm者,预后差者明显多于预后良者。

### (四)评价面神经功能的量表

目前,用于评价面神经功能的量表主要有Sunnybrook面神经评定系统、House-Brackmann面神经分级系统、Yanagihara面神经麻痹分级系统,3个量

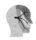

表都具有较好的稳定性。

研究发现,面神经麻痹程度分级总分 < 50 分、House-Brackmann 分级量表总体评分为Ⅳ级或以下的患者,疗程较长,恢复较慢。

(五)神经电生理检测

目前,多种神经电生理检测可用于面神经损伤及预后的评估,临床常用的神经电生理检测有瞬目反射、面神经电图和肌电图。

1.瞬目反射

通过观察 R1、R2 潜伏期与出波情况评估预后,可用于早期诊断。可引出 R1、R2 者,预后良好;R1、R2 未引出者,预后差。

2.面神经电图

患/健侧 M 波波幅比>50%,提示面瘫恢复较好;患/健侧 M 波波幅比 < 30%,提示面瘫恢复较差,可见 M 波对预后有重要的意义。

3.肌电图

面神经动作复合电位下降>50%,提示预后差。

## 五、发病季节

发病季节对于面瘫的恢复也有一定的影响。春夏季多出现难治性面瘫,疗程长,疗效差,多因春夏季节湿气渐重所致。湿性重浊、黏腻,致病多迁延不愈。反之,秋冬季节由单纯性面部受寒引起的面瘫较多见,其平均疗程较短、疗效较好。但因南北方的气候不同,尚不明确其规律性有无地域差异。

## 六、吸烟史

吸烟患者全血黏度高于不吸烟者,差异有显著性。血液黏度增高,可减慢血液循环,不利于面部神经肌肉的营养和代谢。吸烟还可使高血压、糖尿病等发生率升高。可见,吸烟可能影响面瘫患者的预后。

## 七、心理

很多面瘫患者对突然发生的自我形象的改变难以接受,害怕和担心预后,极易产生恐惧、消极、悲观的心理反应。不良的心理反应不仅影响疾病的恢复,而且会引起其他许多疾病,从而影响整体康复。良好的心理活动可提高神经系统的调节能力,使大脑皮质处于兴奋状态,使神经调节功能达到最佳水平,从而促进功能的恢复。

## 八、证型与预后的关系

风寒证(苔多薄白)患者,预后良者明显多于预后差者;风热证(苔多薄黄)患者,预后良者与预后差者无显著差异;血瘀证(多见于外伤及手术后患者,舌多紫或有瘀斑)患者,预后差。

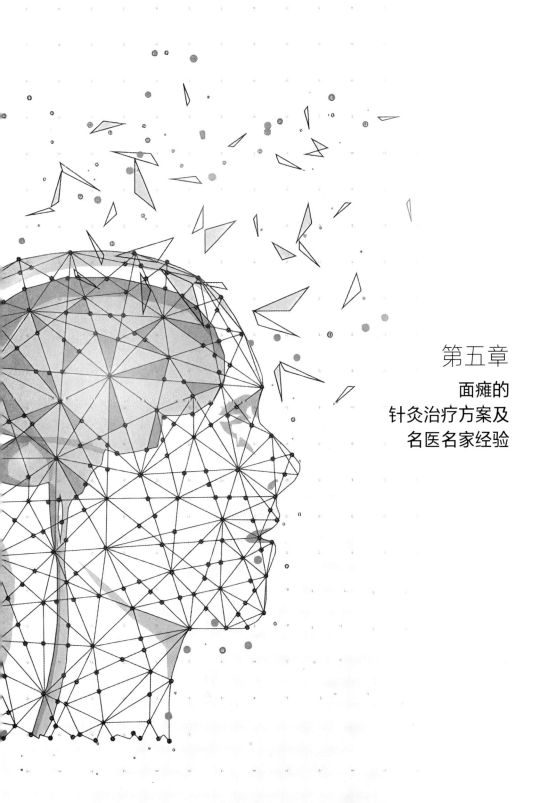

第五章

面瘫的
针灸治疗方案及
名医名家经验

## 第一节　针灸治疗面瘫概况

### 一、古代文献治疗面瘫概况

针灸治疗面瘫历史悠久,方法多种多样。查阅45部古代文献,统计出涉及本病的条目有193个,所用腧穴有68个,使用频率在前7位的腧穴依次为地仓、颊车、水沟、合谷、承浆、听会、翳风。68个腧穴中,有36个位于头面部;从归经来看,手足阳明经经穴使用频次最高,其中归于足阳明胃经的腧穴有11个,共使用157次,归于手阳明大肠经的腧穴有8个,共使用55次。文献中标注了刺灸方法的有61处,其中灸法34处、针法16处、外治法11处、针法灸法同用3处、灸法和外治法同用3处;灸法中,使用麦粒灸的有9处,其余未标明具体灸法;针法中,除《灵枢·经筋》记载了燔针劫刺法以外,其余均为毫针针刺法。

### 二、现代文献治疗面瘫概况

针灸治疗贝尔面瘫,临床有效率达90%以上。对现代临床文献的综合分析显示,目前针灸治疗本病使用频率较高的穴位,排名在前7位的依次为地仓、颊车、合谷、阳白、下关、四白、翳风;较常见的刺灸法包括毫针针刺法、灸法、电针、穴位注射、综合疗法等;较常用的刺法有浅刺法、透刺法、补泻、振法等;对于重度贝尔面瘫,针灸治疗或针药结合治疗可显著提高该病的治愈率、缩短其治愈时间、降低后遗症的发生率。

## 第二节　《循证针灸临床实践指南治疗贝尔面瘫》方案

2018年,中国针灸学会制订《循证针灸临床实践指南治疗贝尔面瘫》

方案。

该指南认为,贝尔面瘫宜分期辨证。急性期、亚急性期,多辨证为风寒外袭或风热侵袭型,恢复期和后遗症期,多辨证为痰瘀阻络、气虚血瘀或阴虚生风型。病程在3个月内的患者,轻度面瘫可采用针灸治疗、西药治疗或针灸联合西药治疗;重度面瘫宜采用针灸治疗或针灸联合西药治疗。病程在3个月以上的患者,宜以针灸治疗为主。本病取穴以局部取穴、循经取穴和辨证取穴为主,以取手足阳明经经穴为主,以毫针针刺法、灸法、电针等为主,且以采用两种或两种以上刺激方法联合应用为主。针灸宜尽早介入面瘫的治疗,急性期针灸干预疗效优于亚急性期的干预疗效。针灸治疗可有效提高面瘫治愈率,缩短治愈时间并降低后遗症的发生率。疗程宜中病即止。

## 一、贝尔面瘫急性期的针灸治疗

毫针针刺法是治疗贝尔面瘫最常用的针刺方法。有研究表明,急性期针刺对血管的舒缩活动和毛细血管的通透性具有调节作用,可以改善炎症病灶的微循环和淋巴循环,促进炎性渗出物的吸收,对神经炎症性水肿的吸收和神经病变症状的减轻有较好的作用。灸法可调节患者的免疫功能。TDP照射或超短波照射可加快局部的新陈代谢,有助于促进炎症性水肿的吸收。急性期能否使用电针尚存在争议,目前有证据支持急性期运用电针治疗,但急性期电针刺激可能会加重炎症性水肿,故指南暂不推荐急性期使用电针进行治疗。

方案:以毫针针刺法为主的综合疗法

【主穴】患侧地仓、颊车、阳白、下关、合谷(双侧)。

【对症配穴】头痛:太阳;皱额、蹙眉差:攒竹、丝竹空;眼睑闭合不全:睛明、瞳子髎、鱼腰;耸鼻不能:迎香;人中沟㖞斜:水沟;颏唇沟偏歪:承浆;耳鸣:听会;乳突部压痛:翳风、完骨。

【辨证配穴】风寒外袭型:风池、列缺;风热侵袭型:风池、外关、大椎、曲池。

【操作】

毫针针刺法:患者取仰卧位或仰靠坐位,医生选用长度为25～40 mm的毫针,穴位常规消毒后,快速进针,捻转得气后,留针30 min。留针过程中,每10 min捻转行针1次,共行针2次,每次行针时间为10～15 s。出针后按压针孔以防出血。

综合疗法:主要有以下3种。

a.毫针针刺法配合灸法:出针后,风寒外袭型患者,每穴悬起灸5 min(双侧合谷同时施灸),以皮肤潮红为度。

b.毫针针刺法配合TDP照射:针刺期间,TDP照射患侧耳后及面部,距离30～40 cm,时间15 min,以患者舒适为度,每日1次。

c.毫针针刺法配合超短波:将小号板状电极分别置于患侧面部和乳突后,波长7.37 m,最大输出功率250 W,微热量,每次15 min。

【疗程】每日1次,5次为一个疗程,每个疗程间隔2日,中病即止。

注意事项:急性期进针宜浅,面部穴位均采用沿皮刺,刺激量宜轻。

## 二、贝尔面瘫亚急性期的针灸治疗

有研究表明,面瘫亚急性期以针刺为主的综合疗法可减轻面神经的炎症性水肿,能加强局部肌肉的被动收缩,促使面神经功能的恢复。电针可改善血液流变学,促进血液循环,加快炎性渗出物的吸收,减轻神经水肿的程度,增强肌纤维的收缩,改善神经冲动的传递,促进受损神经纤维的再生等。

推荐建议:亚急性期,选穴以患侧局部穴位和双侧合谷为主,刺法以毫针针刺法为主,可配合灸法、面部推拿、TDP照射、闪罐等,也可选择电针,并配合神经肌肉电刺激。

方案一:以毫针针刺法为主的综合疗法

【主穴】患侧地仓、颊车、阳白、下关、翳风、牵正、合谷(双侧)。

【对症配穴】头痛:风池;皱额、蹙眉差:攒竹、丝竹空;眼睑闭合不全:睛明、瞳子髎、鱼腰;耸鼻不能:迎香;人中沟喎斜:水沟;示齿不能:巨髎;耳鸣、耳聋:听会;乳突部压痛:完骨、外关。

【辨证配穴】风寒外袭型:风池、列缺;风热侵袭型:风池、外关、大椎、曲池。

【操作】

毫针针刺法:患者取仰卧位或仰靠坐位,医生选用长度为25~40 mm的毫针,穴位常规消毒后,快速进针,捻转得气后,留针30 min。留针过程中每10 min捻转行针1次,共行针2次,每次行针时间为10~15 s。出针后按压针孔以防出血。

综合疗法:主要有以下4种。

a.毫针针刺法配合灸法:出针后,每穴悬起灸约5 min(双侧合谷同时施灸),以患者皮肤潮红为度。

b.毫针针刺法配合TDP照射:针刺期间,TDP照射患侧耳后及面部,距离30~40 cm,时间15 min,以患者舒适为度,每日1次。

c.针刺配合闪罐:出针后,给予小口径玻璃罐闪罐,以太阳、阳白、颊车、四白、下关诸穴为中心,反复闪罐6~8次。

d.毫针针刺法配合面部推拿:出针后,按摩面部穴位,每次约10 min。

【疗程】每日1次,5次为一个疗程,每个疗程间隔2日,中病即止。

注意事项:面部闪罐和推拿均不宜予患者重刺激。

方案二:以电针为主的综合疗法

【主穴】患侧地仓、颊车、阳白、下关、翳风、牵正、合谷(双侧)。

【对症配穴】头痛:风池;皱额、蹙眉差:攒竹、丝竹空;眼睑闭合不全:睛明、瞳子髎、鱼腰;耸鼻不能:迎香;人中沟㖞斜:水沟;示齿不能:巨髎;耳鸣、耳聋:听会;乳突部压痛:完骨、外关。

【辨证配穴】风寒外袭型:风池、列缺;风热侵袭型:风池、外关、大椎、曲池。

【操作】

电针法:针刺得气后,接电针仪,每次选用2~3组穴,交替进行,按照面神经支配面肌的特点取穴,如攒竹与丝竹空为一组、颊车和牵正为一组,采用疏密波或断续波,将强度调至患者刚好能在电针辅助下活动患侧表情肌的程度,活动5 min。为避免疲劳,可间歇进行治疗,每次共30 min。

电针配合神经肌肉电刺激:出针后患者平卧,放松肌肉,将电极先后放置于沿神经走向分布的面部关键肌运动点上进行电刺激,刺激时可见肌肉的收缩运动。

面部关键肌运动点:主要有以下4个。

a.面神经干:于耳后(翳风)、耳前(下关)各置一电极。

b.面神经干中支:阴极置于鼻翼外侧(迎香),阳极置于患侧面颊处(颧髎)。

c.面神经干下支:阴极置于颏唇沟部(承浆),阳极置于患侧口角斜下方(大迎)。

d.口轮匝肌:阴极置于患侧口角外侧(地仓),阳极置于患侧面颊(颊车)。

对4个面肌运动点进行电刺激时,选用强度变化率低的三角波,电流强度以引起肌肉明显收缩、患者耐受为度,通电20 min。

【疗程】每日1次,5次为一个疗程,每个疗程间隔2日,中病即止。

## 三、贝尔面瘫恢复期的针灸治疗

有研究表明,贝尔面瘫恢复期运用毫针透刺治疗有助于恢复面部和口角局部协同肌、拮抗肌的相互联系,重建口角轴正常的三维运动;同时可促进神经营养因子的分泌,有助于受损神经的再生和修复。电针可激发肌肉收缩,缓解因失去神经支配导致的肌蛋白的变性,并能改善血液循环,减轻肌纤维变性。

推荐建议:贝尔面瘫恢复期,选穴以患侧局部穴位和双侧合谷为主,刺法以毫针透刺或电针为主,可配合灸法、TDP照射、面部推拿等。

方案一:以毫针透刺法为主的综合疗法

【主穴】患侧地仓、颊车、阳白、鱼腰、下关、合谷(双侧)。

【辨证配穴】痰瘀阻络型:足三里、丰隆;气虚血瘀型:关元、气海、血海;阴虚生风型:太溪、照海、太冲。

【操作】

毫针透刺法:患者取仰卧位或仰靠坐位,医生选用长度为25～40 mm的毫针,穴位常规消毒后,快速进针,地仓透刺颊车,阳白透刺鱼腰,余穴常规针刺,捻转得气后,留针30 min。留针过程中,每10 min捻转行针1次,共行针2次,每次行针时间为10~15 s。出针后按压针孔以防出血。

综合疗法:主要有以下3种。

a.毫针针刺法配合灸法:出针后,每穴悬起灸约5 min(同时施灸双侧合谷),以皮肤潮红为度。

b.毫针针刺法配合TDP照射:留针期间,可配合红外线或TDP局部照射患侧耳后及面部,红外线照射15 min,TDP照射40 min,以患者舒适为度。

c.毫针针刺法配合面部按摩:出针后,按摩面部穴位,每次约10 min。

【疗程】每日1次,5次为一个疗程,疗程间隔2日,中病即止。

方案二:电针疗法

【主穴】患侧地仓、颊车、阳白、鱼腰、下关、合谷(双侧)。

【辨证配穴】痰瘀阻络型:足三里、丰隆;气虚血瘀型:关元、气海、血海;阴虚生风型:太溪、照海、太冲。

【操作】毫针刺捻转得气后,接电针仪,每次选用2~3组穴,交替进行,按照面神经支配面肌的特点和经脉循行的特点取穴,如地仓接颊车、关元接气海,采用断续波或疏密波,中等刺激强度,通电20 min,双侧合谷再留针10 min。

【疗程】每日1次,5次为一个疗程,疗程间隔2日,中病即止。

## 四、贝尔面瘫后遗症期的针灸治疗

有研究表明,贝尔面瘫后遗症期采用头针刺法,可通过刺激面、口部对应的皮层投影区,促进相应的中枢神经兴奋。在此期间,体针宜用补法,可补益气血、濡养经筋。透穴电针可增加针刺的强度,提高局部神经和肌肉的兴奋性,从而促进面神经和面部表情肌功能的恢复。

推荐建议:贝尔面瘫后遗症期,选穴以患侧局部穴位、双侧合谷、足三里为主,刺法宜头针刺法、毫针针刺法和局部透穴电针疗法并用,配合TDP照射等,中病即止,不可一味追求强刺激。

方案：头针、体针配合TDP照射的综合疗法

【主穴】头针运动区下1/3区,患侧地仓、颊车、头维、悬厘、神庭、颔厌、太阳、阳白、颧髎、下关(健侧)、合谷(双侧)、太冲、三阴交、足三里。

【辨证配穴】痰瘀阻络型:足三里、丰隆;气虚血瘀型:关元、气海、血海;阴虚生风型:太溪、照海、太冲。

【操作】

头针刺法:患者取仰靠坐位,医生选取健侧头针运动区的下1/3区,皮肤常规消毒后,选择中下段为进针点,严格依据头针相关的规定操作。当患者出现麻、胀的感觉后,迅速捻转3～4 min,每间隔10 min行针1次。

局部透穴电针疗法:医生取50 mm长毫针,快速进针,采取地仓透颊车、头维透悬厘、神庭透颔厌法,快速小幅度捻转毫针;得气后,接通电针仪,按照面神经支配面肌的特点和经脉循行的特点接电针,采用密波,以患者耐受为度,通电20 min。

毫针针刺法配合TDP照射:选定合谷(双侧)、太冲、足三里、三阴交,下关(健侧)及太阳(患侧)、阳白、颧髎,其中下关(健侧)采取泻法,太冲、太阳、阳白、颧髎采取平补平泻法,合谷(双侧)、足三里、三阴交采用补法。每次行针间隔10 min。在进行针刺的过程中,使用TDP灯对患者面瘫一侧脸颊及同侧耳后的乳突周边照射,每次持续30 min。

【疗程】每日1次,15次为一个疗程,每个疗程间隔3日,中病即止。


# 第三节　《针灸治疗学》中治疗面瘫的方案

本书涉及的相关内容出自全国中医药行业高等教育"十三五"规划教材、全国高等中医药院校规划教材(第十版)《针灸治疗学》(以下简称"教材")。该教材供针灸推拿学、康复治疗学等专业使用,由高树中教授、杨骏教授主编。

教材认为,面瘫常见分型有3种,即风寒外袭型、风热侵袭型、气血不足型。以祛风通络、疏调经筋为治疗原则,选穴以面部腧穴和手足阳明经经穴

为主。教材认为,针灸治疗面瘫具有良好的疗效,是目前治疗本病安全、有效的首选方法。

周围性面瘫的预后与面神经的损伤程度密切相关,一般而言,由无菌性炎症导致的面瘫预后较好,由病毒导致的面瘫(如亨特面瘫)预后较差。

## 一、针灸治疗

【主穴】阳白、四白、颧髎、颊车、地仓、翳风、牵正、太阳、合谷。

【辨证配穴】风寒外袭型:风池、风府;风热侵袭型:外关、关冲;气血不足型:足三里、气海。

【对症配穴】味觉减退:足三里;听觉过敏:阳陵泉;抬眉困难:攒竹;鼻唇沟变浅:迎香;人中沟㖞斜:水沟;颏唇沟㖞斜:承浆;流泪:太冲。

【操作】面部腧穴均行平补平泻法,翳风宜灸;恢复期,主穴多加灸法;急性期,面部穴位手法不宜过重,肢体远端的腧穴行泻法且手法宜重;恢复期,合谷行平补平泻法,足三里行补法。

## 二、其他治疗

### (一)皮肤针

取穴阳白、颧髎、地仓、颊车、翳风。叩刺以局部皮肤潮红为度。适用于恢复期。

### (二)拔罐

取穴阳白、颧髎、地仓、颊车。行闪罐、走罐或刺络拔罐。

### (三)穴位贴敷

取穴太阳、阳白、颧髎、地仓、颊车。将马钱子锉成粉末,取1~2分,撒于胶布上,然后贴敷于穴位上,5~7日换药1次;或将蓖麻仁捣烂,加麝香少许,取绿豆粒大一团,贴敷于穴位上,每隔3~5日更换1次;或将白附子研为细末,加冰片少许做成面饼,贴敷于穴位上,每日1次。

## 第四节　名医名家治疗面瘫经验

面瘫是临床常见病、多发病,近代著名医家取穴多以手足阳明经经穴、少阳经经穴为主,并取牵正等经验穴治疗,丰富了刺灸方法,并对火针刺法、经筋刺法等有了进一步的拓展。现将名医名家治疗面瘫的经验总结如下。

### 一、贺普仁教授治疗面瘫经验

贺普仁教授,首届国医大师,他认为本病多以气滞为主,提出了"法用三通"的治疗原则。贺氏针灸"三通法"包括以毫针针刺法为主的"微通法"、以火针疗法为主的"温通法"及以三棱针放血为主的"强通法"。他认为,面瘫通常分为风寒阻络、风寒化热、气虚血瘀三型。在面瘫急性期、恢复期和后遗症期,贺氏针灸"三通法"单用或联合应用,多能起到迅捷的疗效。急性期,辨证属虚证或虚实夹杂之证或虚实不明显之证者,多用毫针进行平和的刺激,以达到微通其气的目的;辨证属实证、热证者,多用三棱针放血,宣通泻实以"强通"。恢复期,辨证属虚证、寒证者,多选用有温热作用的艾灸或火针以温通其气。后遗症期,辨证属瘀血阻络者,多用三棱针点刺放血以"强通"。

#### (一)急性期

本期多采用"微通法"。贺教授将临床最常用、最基本的毫针针刺法命名为"微通法",此法采用毫针予以轻微刺激,取"毫针细小,刺激量轻,可微通其气"之意。面瘫早期,患者多突然起病,一侧面部麻木、瘫痪,舌淡暗,苔薄白,脉浮紧,或舌边尖红,苔薄黄,脉浮数。贺教授认为,患者多为正气不足,脉络空虚,加之邪犯少阳、阳明之脉,致经气阻滞,筋脉与肌肉失于荣养、纵缓不收而发病。病情初起时,多与风邪有关,风为阳邪,且面部属于阳明经、少阳经循行之处,又阳明经为多气多血之经,故取穴以阳明经经穴为主。循经取穴,可激发经络之气,促进气血运行。《灵枢·阴阳清浊》云"刺阳者,浅而疾之",故局部应予浅刺法治之;又《灵枢·终始》云"脉实者,深刺之,以泄其气;脉虚者,浅刺之,使精气无得出,以养其脉,独出其邪气",可见因脉络空虚者,病邪在表,病位较浅,应采用浅刺法以疏通经络、调和气血。

毫针针刺法,以手足太阳经、阳明经、少阳经经穴为主。

【取穴】风池、阳白、瞳子髎、攒竹、地仓、颊车、四白、颧髎、合谷、足三里、太冲等。

【操作】浅刺0.5分,平补平泻法,留针30 min或不留针,隔日1次。面部每次取患侧穴位5~6个,肢体穴位必取双侧。

若急性期伴面部或耳后疼痛,辨证属风热侵袭或风痰瘀血阻络而致经脉不通者,还可采用强通法,即用三棱针放血决气,以达到宣通泻实的作用,取穴完骨、翳风、耳尖等,但面部穴位不宜放血。

(二)恢复期

本期多采用"温通法"。此法是指以火针和艾灸施于穴位或一定部位,借火力的温热刺激来激发经气,疏通气血。临证多用火针,这是因为火针有针有热,集中了针刺和艾灸的双重优势。此期患者口眼㖞斜未痊愈,常有面部肌肉板滞、发紧、麻木、怕冷(阴雨天加重)、额纹平坦、局部肌肉萎缩等症状,舌多淡暗,苔薄白,脉细弱。此时患者邪气已衰,正气小虚,正邪相恋。若以毫针,则功效甚微;若以三棱针,只能刺络排邪而不能温经助阳、鼓舞气血运行,故采用温针或艾灸,以温经通络、散寒除湿。

火针疗法,以手足太阳经、阳明经、少阳经经穴为主。

【取穴】阳白、瞳子髎、攒竹、地仓、颊车、四白、颧髎等。

【操作】每次选穴5~6个,以细火针(直径0.5 mm)交替选穴,进行快针速刺治疗。

若患者久病或年老体弱,出现虚证、寒证、面瘫顽症,还可选用艾灸,以间接灸为主(隔盐或隔姜),每穴灸5~7壮,也可采用艾条灸,以温经助阳、散寒通络。

(三)后遗症期

本期情况较复杂,病情多缠绵难愈。若为虚寒之证,多用温通法;若为瘀血阻络之证,多用强通法(即用三棱针或其他针具刺破人体一定部位的浅表血管,根据病情放出适量血液,以调理气血、祛瘀通滞)。

【取穴】耳尖、完骨、风池、十宣。

【操作】以三棱针或毫针速刺体表半分或一分深,立即快速将针退出,然后用手挤压局部,使血液尽快流出,"血变而止"。

## 二、郭诚杰教授治疗面瘫经验

郭诚杰教授,第二届国医大师,著名针灸专家和中医乳腺病专家。郭诚杰教授根据患者初诊或接诊时面瘫部位的活动情况及自觉症状,将本病分为轻、中、重三型。他十分重视患者的精神因素、体质和针刺手法对疾病的影响。治疗多以透刺为主,两组穴位交替使用。

【主穴】第一组:地仓、颊车互透,阳白透鱼腰,颧髎透迎香、合谷,均为患侧穴。第二组:承浆、牵正互透,丝竹空透鱼腰,四白透地仓、合谷,均为患侧穴。

【加减用穴】上嘴唇明显㖞斜者,可改用地仓透人中;下嘴唇明显㖞斜者,可改用地仓透承浆;不能闭眼时,多用丝竹空透鱼腰。

【刺法】根据不同穴位采用不同长度的针透刺。两组穴可交替使用,每日1次,每次留针15～20 min,用中等刺激强度,在病初6日内暂不宜加用电针。6日后可加用电针,宜采用疏波,以肌肉随电流跳动或患者耐受为度。

【疗程】8～10次为一个疗程,疗程结束后休息4～5日,再进行第二个疗程,依次类推。

## 三、石学敏教授治疗面瘫经验

石学敏教授,第二届国医大师。石学敏教授在中医学"经筋理论"的基础上,结合长期的临床实践和现代医学知识提出"经筋刺法"。他认为,面瘫多因劳累、汗出当风而致外邪侵入,经筋受阻,气血瘀滞,纵缓不收。临床治疗的关键在于恢复经筋的气血功能,可采用针刺治疗,以"祛外邪,调气血,通经筋"为法。

【主穴】阳白四透(分别针向上星、头维、攒竹和丝竹空四穴)即"鸡足刺",一穴多针,多向斜刺,用3.0寸针,从太阳经过颧骨弓下,透向颊车;治疗口角喎斜,选用地仓三透(透向承泣、下关、颊车),地仓与颊车之间阳明经筋予以排刺,按照阳明经筋的循行采用多针浅刺、排刺,每隔1.0寸1针。

【配穴】鼻通(上迎香)透睛明、承泣透睛明、迎香、牵正、颧髎、下关、承浆、风池、翳风和合谷(健侧)。风池向对侧眼角斜刺,合谷善治头面诸疾,面瘫急性期选用此两穴治之,可加强疏风通络之力。除睛明、下关用捻转补法以外,余穴均用捻转泻法,各穴施手法1 min,留针20 min,每日1次,28日为一个疗程。

口苦、耳鸣之肝火旺盛者,可加外关、率谷和行间,施用捻转泻法;病久或体虚者,可选足三里(双侧),施用捻转补法;若患者出现面肌痉挛,可加刺健侧腧穴及刺络拔罐(选取太阳和颧髎);若失治误治,可用缪刺法治之。

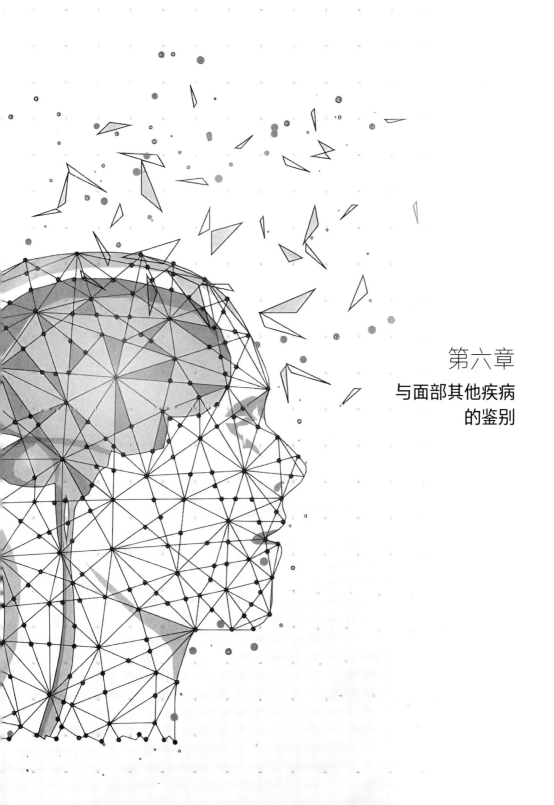

# 第六章

## 与面部其他疾病
## 的鉴别

## 第一节　面肌痉挛

### 一、概述

面肌痉挛又称面肌抽搐、半面痉挛,是指一侧面部出现阵发性、不自主、不规则的肌肉抽搐。该病是临床常见的一种进展缓慢的周围神经疾病。

发病以中年女性为多,大多数(80%～90%)患者因桥小脑三角区血管压迫面神经根部而致,部分患者可能因肿瘤、炎症或面神经炎等所致。起病常表现为下眼睑轮匝肌阵发性轻微抽搐,后逐渐向一侧面部扩展,以口角肌肉抽搐最明显。抽搐的程度不一,患者在紧张、情绪激动或疲劳时抽搐加重,在安静或睡眠时抽搐消失。少数严重者,面肌抽搐可累及整个一侧面肌。抽搐多限于一侧,双侧甚罕见。面肌痉挛的诊断主要根据病史及面肌阵发性抽动的特点来确定,神经系统无其他阳性体征。

### 二、临床表现

面肌痉挛发病初期,多表现为眼轮匝肌间歇性抽搐,即"眼角跳动";随着病情的进展,逐渐缓慢扩散至一侧面部其他面肌(如口轮匝肌和面部表情肌),甚至可累及同侧颈阔肌,其中以口角肌肉的抽搐最明显。严重者可引起面部疼痛,出现睁眼困难、口角㖞斜、耳内搏动样杂音。病程晚期,少数患者可有患侧面肌轻度瘫痪。

抽搐的程度轻重不等,短则数秒,长则十余分钟,有间歇期。发病初期,抽搐较轻,间歇期较长;随着症状的加重,间歇期逐渐缩短。疲倦、情绪激动或紧张、面部自主运动(如用力闭眼、鼓腮等)时,抽搐程度会加剧,入睡后停止。

个别患者伴有头痛、耳鸣、耳聋、听觉过敏、面部血管舒缩功能紊乱等,因面肌痉挛影响视力、听力、睡眠等,还会出现焦虑、抑郁等症状。

### 三、辅助检查

辅助检查包括电生理检查和影像学检查。电生理检查监测到异常的肌反应时,即可确诊为面肌痉挛;影像学检查包括CT和MRI,可辅助确诊或明确可能导致面肌痉挛的颅内病变。

### 四、鉴别要点

面肌痉挛以一侧面部阵发性、不自主、不规则的肌肉抽搐为主要表现,应注意与面瘫后期出现的肌肉抽搐相鉴别。面瘫出现的肌肉抽搐主要表现为同侧面部表情肌的活动受限,同侧口角不自主抽动及口角与眼睑的连带运动,有时患者还会有眼睑闭合不全、额纹及鼻唇沟变浅或消失、口角㖞斜等症状,结合患者的病史、症状、体征和相关检查可以区分开来。

### 五、治疗

#### (一)西医治疗

药物治疗、肉毒素注射和微血管减压术是西医的主要治疗手段,预后一般。药物治疗对早期改善症状有一定的作用,但长期效果欠佳。肉毒素局部注射治疗是目前最常用的非手术治疗面肌痉挛的方法。肉毒素局部注射疗效不佳时,患者可采用面神经微血管减压术。

#### (二)中医治疗

面肌痉挛属中医"面风""胞轮振跳""瘛疭"等范畴。中医认为,面肌痉挛的发病多与内伤和外感相关,主要病理因素为风、痰、瘀、虚,主要分风寒外袭型、风热侵袭型、阴虚风动型和气血不足型。以治风调肝为主,治外以活血通经、祛风通络为主,治内以平肝熄风、疏肝解郁、补益肝肾、调和气血为主。中药内服、针刺、灸法、穴位注射、穴位埋线等均有一定的疗效。常用方剂为芍药甘草汤、炙甘草汤、归脾汤、牵正散、补阳还五汤等。针刺疗法是中医治疗面肌痉挛的常用手段,应用针刺治疗可以祛外风、熄内风、调气血,常结合电针疗法来提高针刺的疗效;灸法具有温热之力,可激发经气、疏通经络、调和气血,临床常用热敏灸、悬起灸、温针灸、隔物灸、麦粒灸等;穴位注射疗法多采用营养神经的药物,在产生针刺的同时,以经络为介质,将药物运送至病变部位,起到药穴同用的目的;穴位埋线将可吸收线置于穴位上,从而持久地作用于穴位上,刺激面神经分布区,使气血经络通畅,以达到治疗的作用。

# 第二节 三叉神经痛

## 一、概述

三叉神经痛,是最常见的脑神经疾病,是指局限在三叉神经支配区内的一种反复发作的短暂性阵发性剧痛。本病分原发性三叉神经痛(又称特发性三叉神经痛)和继发性三叉神经痛(又称症状性三叉神经痛),没有传染性和遗传性。

据统计,成年人及老年人是发病的主要群体,发病年龄在28～89岁,其中40岁以上的占70%～80%,高峰年龄在48～59岁,女性较男性多见。

目前,原发性三叉神经痛的发病机制尚不明确,继发性三叉神经痛主要由大脑内外的器质性病变引起,如邻近部位的肿瘤、炎症、外伤等。

## 二、临床表现

三叉神经分布区域内反复发作的短暂性呈电击样、刀割样和撕裂样剧痛,突发突止,不发作时与常人无异。通常分为原发性三叉神经痛和继发性三叉神经痛两类。

(1)原发性三叉神经痛:每次疼痛持续数秒至数十秒,间歇期完全正常。严重时有同侧面肌抽搐、面部潮红、流泪和流涎,常伴患侧脸红、出汗、皮肤温度增高、流涎、瞳孔散大、流涕、鼻黏膜充血、唾液分布增多、肿胀等。

(2)继发性三叉神经痛:疼痛发作时间较长,可持续15 min或更长时间,发作频率从1日数次至1个月几次不等。常伴有三叉神经麻痹的表现,如面部感觉减退、患侧咀嚼肌瘫痪、咬合无力、角膜反射迟钝等。

### 三、辅助检查

(1)三叉神经反射电生理学检测:检测脑神经是否受到损伤。三叉神经分布区感觉减退或双侧发病可能有助于诊断原发性三叉神经痛。

(2)影像学检查:脑磁共振成像(MRI)检查、脑CT等可诊断颅内是否存在占位或压迫,可用于鉴别原发性三叉神经痛和继发性三叉神经痛。

### 四、鉴别要点

三叉神经痛是指局限在三叉神经支配区内反复发作的短暂性的呈电击样、刀割样和撕裂样剧痛,突发突止,不发作时与常人无异。应注意与面瘫出现的面部疼痛相鉴别,面瘫患者的面部疼痛程度较三叉神经痛程度轻,且疼痛多呈持续性,合并有眼睑闭合不全、额纹及鼻唇沟变浅或消失、口角㖞斜等症状,可结合患者的病史、症状、体征和相关检查鉴别。

### 五、治疗

#### (一)西医治疗

原则上首选药物治疗,对药物治疗不见效的患者可选择微创介入治疗或外科手术治疗。在药物治疗无效或出现疗效减退或不良反应大时,可选用封闭治疗。经皮半月神经节射频电凝疗法和伽马刀治疗止痛效果确切,还可选择微创介入治疗或实行外科手术治疗。近年来,推崇行三叉神经显微血管减压术,可在止痛的同时不产生感觉及运动障碍,是目前应用较广泛的手术方法,但术后患者可能会出现听力减退、面神经暂时性麻痹等并发症。

#### (二)中医治疗

目前,中医治疗三叉神经痛的方法有体针、电针、腹针、埋线、埋针、耳穴贴压、针刺放血疗法等,临床上常采取针药并用、针灸并用和体针推拿并用的方法治疗。

# 第三节　动眼神经麻痹

### 一、概述

动眼神经麻痹,是指各区域的病变引起动眼神经及其支配的组织的功能丧失。动眼神经麻痹分为先天性动眼神经麻痹和后天性动眼神经麻痹。先天性动眼神经麻痹较少见,以单眼多见,多为发育异常或产伤所致;后天性动眼神经麻痹较先天性动眼神经麻痹多见(在与眼球运动有关的3对脑神经中,后天性动眼神经麻痹较少发生);动眼神经的分支麻痹较动眼神经麻痹多见;动眼神经上支麻痹较下支麻痹多见。

动眼神经麻痹的具体病因包括脑干病变、炎症、血管病变、肿瘤、脱髓鞘疾病和外伤等。

### 二、临床表现

临床可见眼睑下垂、眼球向外斜视、眼球向上向内及向下的运动受限,并且出现复视、视物成双等一系列临床表现。

### 三、辅助检查

动眼神经麻痹的诊断主要依赖详细的眼科神经学检查,包括眼睑下垂、眼位外斜、瞳孔扩张、两眼协调性不佳等,视网膜、视盘检查也是一个重点。除基本的眼科神经学检查以外,还必须进行一些影像学检查(如颅脑CT、MRI、血管造影),以排除一些进行性疾病。若患者原先并无特殊的全身性疾病(如高血压、糖尿病等),则需排除是否有脑神经血液、血管、肿瘤等疾病,也就是要排除第3对脑神经路径上的病变。

## 四、鉴别要点

动眼神经麻痹目前无确定描述的诊断标准,主要根据动眼神经支配的眼外肌麻痹出现的眼位异常、瞳孔散大和对光反应消失等进行判断,根据其他辅助检查判断动眼神经麻痹的位置并排除眼肌病变。

动眼神经麻痹可出现眼睑下垂、眼球向外斜视、眼球向上向内及向下的运动受限,并且出现复视、视物成双等一系列临床表现。应注意与面瘫出现的眼睑闭合不全相鉴别,面瘫患者一般仅有眼睑下垂、闭合不全,而无眼球运动受限及视力问题,可结合患者的病史、症状、体征和相关检查鉴别。

## 五、治疗

本病主要针对病因进行针对性的治疗,若为梗死性或出血性疾病造成动眼神经麻痹的,应针对原发病治疗。治疗上主要采用营养神经和改善微循环的药物来促进动眼神经功能的恢复。

此外,可运用针灸疗法促进动眼神经功能的恢复。如果经过药物和针灸治疗依然无效,或出现重影等症状的斜视,可考虑手术治疗;又如出现上睑下垂,可考虑行上睑下垂矫正术来改善外观。

# 第四节　吉兰-巴雷综合征

## 一、概述

吉兰-巴雷综合征是一种自身免疫介导的周围神经疾病。临床多急性起病,症状通常在2周左右达到高峰,表现为肢体对称性迟缓性肌无力,累及多数脊神经根和周围神经,也常累及脑神经。该病包括急性炎性脱髓鞘性多发性神经根神经病、急性运动轴索性神经病、急性运动感觉轴索性神经病、米勒-费希尔综合征(Miller-Fisher综合征)、急性泛自主神经病和急性感觉神经病等亚型。

本病病因尚未明确。临床研究资料显示,可能与空肠弯曲菌感染、巨细胞病毒、EB 病毒、水痘-带状疱疹病毒、肺炎支原体、乙型肝炎病毒、HIV 感染有关。此外,较多报告指出白血病、淋巴瘤、器官移植后使用免疫抑制剂或患者有系统性红斑狼疮、桥本甲状腺炎等自身免疫病常合并本病。

## 二、临床表现

急性炎性脱髓鞘性多发性神经病是本病最常见的类型,主要病变累及多发神经根和周围神经节段性脱髓鞘。以此病为例,临床主要症状如下:

(1)任何季节、任何年龄均可发病。

(2)病前 1～3 周常有呼吸道或胃肠道感染症状或疫苗接种史。

(3)急性起病,多于数日至 2 周左右到达高峰。

(4)首发症状常见肢体对称性迟缓性肌无力,自近端向远端加重或自远端向近端逐渐发展,常由双下肢开始累及躯干肌、脑神经。严重者可累及肋间肌和膈肌而致呼吸麻痹。四肢腱反射常减弱,少数患者表现为腱反射正常或活跃。

(5)患者在发病时多有肢体感觉异常,如烧灼感、麻木、刺痛和不适等。感觉缺失,呈手套-袜套样分布,症状相对较轻。少数患者有肌肉压痛,以腓肠肌压痛常见,偶有克尼格征(Kernig 征)和拉塞格征(Lasegue 征)均阳性。

(6)脑神经受累以双侧面神经麻痹最常见,表现为面部表情肌瘫痪,额纹消失,不能皱额蹙眉,眼裂不能闭合或闭合不全;鼻唇沟变浅,口角下垂;其次为舌咽神经、迷走神经、动眼神经、展神经、舌下神经、三叉神经瘫痪。

(7)部分患者有自主神经功能障碍,表现为汗多、皮肤潮红、心动过速、心律失常、体位性低血压、手足肿胀、尿便障碍等。

(8)多呈单时相自限性病程。

## 三、辅助检查

以急性炎性脱髓鞘性多发性神经病为例,常进行以下辅助检查。

### (一)脑脊液检查

(1)脑脊液蛋白细胞分离是本病特征之一,多数患者在发病数日内蛋白含量正常,2～4周蛋白呈现不同程度的升高,但较少超过1.0 g/L;糖和氯化物正常;白细胞计数一般＜10×10⁶/L。

(2)部分患者脑脊液出现寡克隆区带,但并非特征性改变。

(3)部分患者脑脊液抗神经节苷脂抗体阳性。

### (二)血清学检查

(1)少数患者出现肌酸激酶轻度升高,肝功能轻度异常。

(2)部分患者血抗神经节苷脂抗体阳性。

(3)部分患者血清可检测到抗空肠弯曲菌抗体、抗巨细胞病毒抗体等。

### (三)粪便检查

部分患者粪便中可分离和培养出空肠弯曲菌。

### (四)神经电生理

主要根据运动神经传导测定,在非嵌压部位出现传导阻滞或异常波形离散,对诊断脱髓鞘病变更有价值,常提示周围神经存在脱髓鞘病变。

### (五)腓肠神经活检

此检查可作为本病的辅助诊断方法,但不作为必需的检查。活检可见有髓纤维脱髓鞘,部分可见吞噬细胞的浸润,小血管周围可有炎症细胞的浸润。

## 四、鉴别要点

吉兰-巴雷综合征多为双侧周围性面瘫,伴对称性四肢迟缓性瘫和感觉障碍,脑脊液检查有特征性的蛋白细胞分离。面瘫表现为患侧面部表情肌瘫痪,额纹消失,不能皱额蹙眉,眼裂不能闭合或者闭合不全,可结合患者的病史、症状、体征和相关检查鉴别。

## 五、治疗

### (一)一般治疗

包括抗感染、呼吸道管理、营养支持、对症治疗及并发症的防治等。

### (二)免疫治疗

免疫治疗包括血浆交换(PE)、静脉注射免疫球蛋白(IVIG)和糖皮质激素。PE和IVIG为本病的一线治疗方法,但联合治疗并不增加疗效,故推荐单一使用。

### (三)营养神经

应用B族维生素治疗,包括维生素$B_1$、维生素$B_{12}$、维生素$B_6$等。

### (四)康复治疗

病情稳定后,患者可尽早进行神经功能康复锻炼,包括被动或主动运动、理疗、针灸及推拿等,以预防失用性肌萎缩和关节挛缩的发生。

本病具有自限性,预后较好。瘫痪多在3周后开始恢复,多数患者2个月至1年内恢复正常,约有10%的患者遗留较严重的后遗症。本病病死率约为5%,患者主要死于呼吸衰竭、感染、低血压、严重心律失常等并发症。

# 第五节  梅杰综合征

## 一、概述

梅杰综合征(Meige综合征)是一种节段性颅颈部肌张力障碍性疾病。有学者认为,梅杰综合征属于成人多动症的一种。临床主要表现为双眼睑痉挛、面部肌张力障碍样不自主运动,又称眼睑痉挛–口下颌肌张力障碍。

此病以中老年女性多见,多以双眼睑痉挛为首发症状,睑下垂和睑无力也很多见。部分由单眼起病,渐及双眼。其他首发症状还有眨眼频率增加、精神疾病、牙科疾病、其他部位张力障碍(主要在颅颈部)。眼睑痉挛在睡眠、讲话、唱歌、打呵欠、张口时改善,可在强光下或疲劳、紧张、行走、注视、阅读和看电视时诱发或加重症状。

## 二、分型及临床表现

### (一)分型

Marsdan将其分为三型,具体如下:

(1)眼睑痉挛型:表现为双眼睑阵发性不自主紧缩样痉挛性抽动或不自主眨眼。

(2)眼睑痉挛合并口下颌肌张力障碍型:表现为眼睑痉挛的同时,口唇及颌面部肌肉亦呈痉挛性收缩(如出现噘嘴、缩唇、张口、伸舌、嘴角及面肌不自主抽动),患者呈怪异表情。

(3)口下颌肌张力障碍型:仅有口唇及颌部肌肉呈痉挛性抽动。

国内学者在上述三型的基础上增加了一个类型——其他型:在上述三型的基础上,合并有颈部、躯干、四肢肌张力障碍。

### (二)临床表现

(1)眼睑受累:轻者可出现眼部不适、眼干、畏光、瞬目增多;稍重者出现发作性闭目、睁眼困难,需用手指挑开眼皮;严重者可出现功能性失明。

(2)口下颌受累:出现不自主张口、闭口、噘嘴、缩唇、咬腮、咬舌、挫牙的症状。

(3)颈部肌肉受累:出现颈部不适、斜颈、头抖、头后仰、耸肩等症状,严重者难以维持正常头位。

(4)咽部受累:出现咽部不适、咳嗽、发音不清、吞咽困难。

(5)舌肌受累:出现舌后缩或伸舌、扭舌等不自主动作或舌根发紧、僵硬等症状。

(6)额肌受累:出现额头发紧、皱眉。

(7)手足和肢体受累:出现姿势性震颤、书写痉挛、足内翻、不自主抽动症状。

(8)胸腹部受累:出现局部不自主抽动,伴胸闷、憋气。

## 三、辅助检查

常规进行脑电图、肌电图检查,必要时还应进行乳突、颅骨X线、头颅CT及MRI检查,以排除乳突及颅骨疾病。血电解质、微量元素及生化检查有助于鉴别诊断。

瞬目反射的电生理检查:可见瞬目频率增加,R1成分(反映单突触反射)、R2成分(反映多突触反射)振幅明显增加,电诱发角膜反射时限延长。

PET-CT检查:可见大脑某些皮层或神经核团代谢减低。

三叉神经体感诱发电位(TSEP):可见P19-N30峰峰幅度增加。

## 四、鉴别要点

与面瘫相比,梅杰综合征患者常以双侧眼睑反复发作的不自主闭眼起病,随着病程的延长,会逐渐出现眼裂以下面肌的不自主抽动,表现为双侧面部不自主的异常动作。随着病情的加重,肌肉痉挛的范围会逐渐向下扩大,甚至累及颈部、四肢和躯干的肌肉。周围性面瘫患者多累及单侧面部肌肉,使其活动受限,一般无肢体、躯干症状。

## 五、治疗

目前,该病西医以对症治疗为主。治疗方法主要包括口服药物、手术、A型肉毒毒素局部注射等。中医以中药口服并结合针灸治疗为主,疗效明显。

## 第六节　脑桥病变

### 一、概述

脑桥,又称桥脑,是脑干的一部分,位于延髓和中脑之间。脑桥病变包括脑桥梗死和脑桥出血,椎-基底动脉闭塞及基底动脉脑桥支破裂是本病常见的病因。

### 二、临床表现

脑桥病变最具特征性的临床表现包括偏身感觉障碍、偏身共济失调、周围性面瘫等。病变多种多样,不同部位的病变,患者的临床表现也不相同,需要注意识别。主要病变分为脑桥腹外侧部、腹内侧部、背外侧部病变及双侧脑桥基底部病变四类。

(1)脑桥腹外侧部病变:主要累及展神经、面神经、锥体束、脊髓丘脑束和内侧丘系,特征性的临床表现包括病灶侧眼球不能外展及出现周围性面瘫、对侧中枢性偏瘫及对侧偏身感觉障碍。

(2)脑桥腹内侧部病变:主要累及展神经、面神经、脑桥侧视中枢、内侧纵束、锥体束,特征性临床表现包括病灶侧眼球不能外展及出现周围性面瘫,同时两眼向病灶对侧凝视,还会产生对侧中枢性面瘫。

(3)脑桥背外侧部病变:主要累及前庭神经核、展神经核、面神经核、内侧纵束、小脑中脚、小脑下脚、脊髓丘脑束和内侧丘系。特征性临床表现包括眩晕、恶心、呕吐、眼球震颤,同时患侧眼球不能外展、患侧面肌麻痹、双眼患侧注视不能、同侧面部痛温觉缺失,以及对侧偏身痛、温觉减退或丧失等。另外,还有对侧偏身触觉、位置觉、振动觉的减退或丧失,以及患侧霍纳综合征、患侧偏身共济失调等。

(4)双侧脑桥基底部病变:可出现闭锁综合征,患者意识清醒、语言理解无障碍,但存在双侧肢体瘫痪,只能以眼球上下运动示意。眼球水平运动存在障碍,患者不能讲话,双侧面瘫,舌、咽、构音及吞咽运动均有障碍,不能转颈耸肩,四肢全瘫。

## 三、辅助检查

主要依靠影像学检查,如颅脑CT、CTA和颅脑MRI、MRA等。

## 四、鉴别要点

脑桥病变最具特征性的临床表现包括偏身感觉障碍、偏身共济失调、周围性面瘫等。周围性面瘫只是脑桥病变特征性的临床表现之一,多无偏身肢体症状,可结合患者的病史、症状、体征和相关检查鉴别。

## 五、治疗

### (一)一般处理

吸氧和通气支持、体温监测、心脏监测、血压控制、血糖监测和营养支持。

### (二)特异性治疗

必要时需予脑梗死患者动静脉溶栓、抗血小板、抗凝、脑保护、扩容治疗及其他药物对症治疗;内科治疗脑出血患者无效时,及时进行外科治疗可能会挽救患者生命。若患者幸存,外科治疗较内科治疗通常会增加患者发生严重残疾的风险。

### (三)康复治疗

病情稳定后,早期分阶段进行综合康复治疗(如被动或主动运动、针灸、推拿等)对恢复患者的神经功能、提高生活质量都有益处。

## 第七节   小脑脑桥角损害

### 一、概述

小脑脑桥角损害的主要症状有脑神经损害、小脑功能障碍及颅内压增高等，听神经瘤、脑膜瘤较常见。有时部分患者会出现患侧面部或舌部阵发性剧痛等症状，还有可能并发癫痫、脑干损伤及脑水肿等疾病。

### 二、临床表现

小脑脑桥角最具特征性的临床表现包括听神经损害、面神经损害、三叉神经损害、舌咽神经和迷走神经损害、小脑功能障碍和颅内压增高。

（1）听神经损害：常表现患侧听力减退、耳鸣、眩晕等。

（2）面神经损害：常表现患侧面肌瘫痪或面肌痉挛。

（3）三叉神经损害：常表现患侧面部麻木、感觉减退、角膜反射（用细棉签毛轻触角膜外缘）迟钝或消失。若三叉神经运动支受累，可见颞肌萎缩等。

（4）舌咽神经和迷走神经损害：患者可有吞咽困难、饮水呛咳、声音嘶哑等表现。

（5）小脑功能障碍：主要表现为走路不稳及患侧肢体共济失调，粗大的水平眼球震颤，语言障碍较少见。

（6）颅内压增高：主要表现为头痛、眩晕、呕吐、意识丧失、眼球震颤等。部分患者还可见患侧面部或舌部阵发性剧痛等。

### 三、辅助检查

可通过头颅CT、MRI等明确患者发病的原因，如是否存在颅内肿瘤等情况。若存在颅内肿瘤，应及时行脑血管造影术，以明确肿瘤与颅内重要血管的邻近关系，还可行脑电图检查。

## 四、鉴别要点

小脑脑桥角损害多同时损害同侧第5、第8对脑神经,以及小脑、延髓。临床表现除面瘫外,常伴有同侧面部感觉障碍、耳鸣、耳聋、眩晕、眼球震颤、肢体共济失调及对侧肢体瘫痪等。应结合患者的病史、症状、体征和相关检查鉴别。

## 五、治疗

一般针对患者的原发性疾病采用相应的治疗。目前,神经外科手术治疗应用较广泛,但存在手术风险和术后并发症。中医多针对临床表现辨证施治,以中药内服、针药结合、针刺结合电针、推拿、艾灸等为主要疗法,疗效较显著。

# 第八节　中耳炎

## 一、概述

本病是指发生在中耳(包括咽鼓管、鼓室、鼓窦及乳突气房)全部或部分结构的炎性病变,好发于儿童。

中耳炎源于细菌及病毒的感染,可由感冒、流感、鼻窦炎等引起。感染时,病原体通过咽鼓管侵犯中耳,或者引起咽鼓管充血、肿胀,从而导致渗出物流通不畅,最终引起中耳感染的症状。

## 二、临床表现

不同类型的中耳炎,症状会略有差异。化脓性中耳炎的典型症状包括耳痛、听力下降、耳道内流水或流脓,甚至流血等;分泌性中耳炎多表现有耳痛、耳闷、耳堵、听力下降或耳鸣等。除了以上典型症状,还可伴随发热、头痛等症状。对低龄儿童而言,因其不能准确表达耳痛,故需注意观察其有无"揉耳"的动作,尤其是2岁以下的婴幼儿。

### 三、辅助检查

可进行耳镜检查、咽鼓管检查、听力学检查、鼓气耳镜检查、鼓室穿刺检查、颞骨高分辨率CT检查等。

### 四、鉴别要点

中耳炎患者可并发耳源性面神经麻痹,中耳炎伴周围性面瘫多有原发病的特殊症状及病史。特发性周围性面瘫一般无以上中耳炎特征性临床症状。

### 五、治疗

(1)积极治疗原发病,如上呼吸道感染性疾病、慢性鼻窦炎、慢性扁桃体炎等。

(2)西药治疗:局部使用抗生素,或抗生素与类固醇激素类药物混合液。

(3)中医治疗:中药口服及针灸均有一定的疗效,若出现面瘫,针灸的疗效十分显著。

## 第九节　乳突炎

### 一、概述

本病是指内耳和中耳周围乳突气房的一种细菌感染,常见于儿童,多由急性化脓性中耳炎发展而来。

本病最常见的病因是中耳感染,即来自中耳的细菌进入颞骨乳突气房引发了感染。此外,当患者抵抗力弱,外界致病菌毒力强,或急性化脓性中耳炎治疗处理不当时,也容易引发乳突炎。

## 二、临床表现

患者乳突部皮肤轻度肿胀、潮红,耳后沟红肿、压痛,外耳道骨部后上壁红肿、塌陷;鼓膜穿孔较小,穿孔处有脓液搏动,脓量较多;有时脓液穿破乳突外壁,在骨膜下形成脓肿。通常儿童症状比成年人重,儿童急性乳突炎还可伴发恶心、呕吐、腹泻等消化道症状,还可出现听力减退、耳痛、耳鸣等症状。

典型症状:发热、易怒和嗜睡,耳垂肿胀,耳后发红、压痛,耳内溢液,耳朵鼓胀下垂。

婴幼儿不具备陈述病痛的能力,对其而言,常表现为不明原因的搔耳、摇头、哭闹不安、易怒等症状。

## 三、辅助检查

血常规、内耳分泌物培养、乳突X线或CT、耳镜检查、听力学检查等。

## 四、鉴别要点

乳突炎诱发面神经感染导致的面瘫,多有原发病的特殊症状及病史。特发性周围性面瘫一般无以上中耳炎特征性临床症状。

## 五、治疗

(1)一般治疗:注意改善局部引流,如切开鼓膜,清除穿孔处堵塞物。伴呕吐、腹泻者,应注意适当补液,纠正电解质紊乱。

(2)急性期治疗:若引流不畅,感染未能控制,应立即进行乳突切开术。

(3)药物治疗:尽早应用足量青霉素、头孢菌素等药物,使炎症得到控制。鼓膜穿孔后,取脓液做细菌培养及药敏试验,并参照结果选用敏感的抗生素。

(4)中医治疗:中药口服及针灸均有一定的疗效,若出现面瘫,针灸的疗效十分显著。

　　**附：中耳乳突部手术及颅骨骨折**

　　当患者有中耳乳突部手术及颅骨骨折时,由于手术或骨折原因引起神经损害症状,也会出现患侧听力减退、耳鸣、眩晕、面肌瘫痪、面肌痉挛、面部麻木、感觉减退、角膜反射迟钝或消失;若为三叉神经运动支受累,可见颞肌萎缩等,也可有吞咽困难、饮水呛咳、声音嘶哑等表现。

# 第十节　腮腺炎

## 一、概述

　　本病又称流行性腮腺炎,是因感染腮腺炎病毒导致的急性自限性呼吸道传染病,通过飞沫传播。主要发生于儿童和青少年,以腮腺非化脓性肿胀、疼痛为特征性表现。值得注意的是,腮腺炎病毒除可侵犯腮腺以外,还可侵犯神经系统和其他腺体组织,可引起脑膜炎、脑膜脑炎、睾丸炎、卵巢炎、胰腺炎和心肌炎等。

　　流行性腮腺炎是因感染腮腺炎病毒导致的疾病。腮腺炎病毒经口、鼻侵入机体,在局部繁殖后侵入血液,进而扩散到腮腺,甚至其他腺器官或系统(如神经系统、睾丸、卵巢、胰腺等)。

## 二、临床表现

　　流行性腮腺炎的潜伏期为8~30日,平均为18日。大多数患者没有明显的前驱期症状,少数患者可有肌肉酸痛、头痛、食欲缺乏、全身不适、畏寒发热等症状。1~2日出现腮腺肿痛,体温达38~40℃。病程1~3日肿胀达到高峰,4~5日逐渐消退。症状的轻重个体差异较大,一般成人症状比儿童重。

　　(1)典型症状:腮腺肿大一般从一侧开始,1~4日波及另一侧,以耳垂为中心逐渐向前、向后、向下发展,呈现梨形肿胀;肿大的腮腺边缘不清,质韧,有弹性,有明显胀痛,局部灼热但不红;因唾液腺管阻塞,进食酸性食物会增加唾液的分泌,进而又因唾液的排出受阻导致唾液潴留,使腮腺胀痛加剧。

(2)伴随症状:在疾病流行期间,人体唾液分泌腺、颌下腺和舌下腺也可同时或单独受累。发生颌下腺炎时,颈前下颌处出现明显肿胀,可以摸到椭圆形的颌下腺;发生舌下腺炎时,可有舌下肿胀,有时会出现吞咽困难。

## 三、鉴别要点

腮腺炎诱发面神经感染导致的面瘫,多有原发病的特殊症状及病史。特发性周围性面瘫一般无以上中耳炎特征性临床症状。

## 四、治疗

(1)一般治疗:卧床休息,隔离患者至腮腺肿胀消退为止。注意口腔卫生。可采用流质或半流质饮食,避免进食酸性食物。

(2)药物治疗:发病早期可使用利巴韦林1 g/d,儿童15 mg/kg静脉滴注,疗程5~7日;高热时,可给予物理降温或药物降温;头痛或腮腺肿痛明显时,可使用镇痛剂。

(3)中医治疗:中药口服及针灸均有一定的疗效,若出现面瘫,针灸的疗效十分显著。

**附:肿瘤、颌颈部及腮腺区手术**

当患者茎乳孔以外出现肿瘤占位、颌颈部或腮腺区手术时,由于手术或肿瘤压迫引起患侧神经损害症状,也会出现与面瘫患者相似的患侧面神经损害症状,可结合患者的病史、症状、体征和相关检查鉴别。

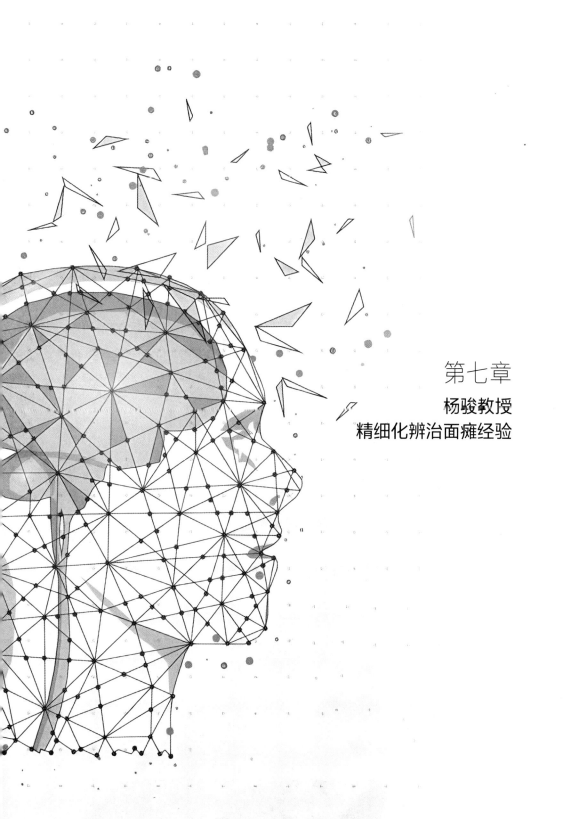

第七章

杨骏教授
精细化辨治面瘫经验

杨骏,一级主任医师,二级教授,博士研究生导师,第二届全国名中医。1982年毕业于安徽中医学院,勤耕临床四十余年,以崇高的医德和精湛的医术年诊治患者近2万人次。坚持医学研并重,致力于丰富针灸学科学术内涵和临床研究工作,在完善针灸理论、创新针灸方法、运用特色灸法、标准化针灸等方面取得了一系列标志性的成果,先后荣获国家科学技术进步奖二等奖1项、安徽省科学技术进步一等奖等省级以上奖励17项。兼任中国针灸学会常务理事,世界针灸联合会标准化委员会副主任委员,中国针灸学会针灸装备设施工作委员会主任委员,安徽省针灸学会理事长,国家中医药管理局针灸重点学(专)科带头人,第五批、第六批全国老中医学术经验继承人指导老师,享受国务院和安徽省政府特殊津贴,安徽省学术带头人,安徽省国医名师,安徽省江淮名医,安徽省名中医。

杨骏教授熟读中医针灸经典,中医理论造诣深厚,对《黄帝内经》中的用穴规律、针刺深浅原则、灸法施用准绳等进行了总结,对经典书籍中一些含混不清的概念正本清源,创新性地提出了"痛属针感""虚证刺络"等学术观点;总结出"症治在先,理法方穴术养一体,整体通调"的针灸诊疗新思路;就现今针灸临床辨证不能体现学科特点或出现的辨治分离等问题,提出了"创建具有针灸学科自身特色的精细化辨治体系"的观点,使其内涵细化量化专科化,得到了业内的充分认可并获得广泛的应用。临证四十余年,他坚持以临床服务患者为根本,善于针药合用、针灸并用,努力帮助患者消除疾苦,他始终秉承"仁心仁术,博学博爱"的优良传统,注重攻克疑难病症,创新治疗方法,吸引全国各地疑难病患者前来就治,日诊治患者逾百人。对于针灸科常见病及多种疑难杂症均有特色辨治思维和治疗方法。

# 第一节 杨骏教授治疗面瘫成果概述

面瘫经中西医规范治疗后,仍有15%的患者留有后遗症,严重影响了患者的外貌和面部功能。针灸作为中医的独特疗法,临床用于贝尔面瘫的治疗,疗效肯定。但临床仍存在不同的观点,如有的医家认为,发病早期不宜采用针灸治疗,或长病程后遗症非手术治疗无效,或面瘫作为自限性疾病无须针灸治疗,等等。杨骏教授团队针对这些问题进行了深入的研究,取得了一系列的成果。

杨骏教授团队自1999年开始,在国家"973"计划、安徽省对外合作项目等课题的支撑下,联合安徽中医药大学三所省级医院和中国科学技术大学、韩国庆熙大学等进行合作,完成了对966例面瘫患者的临床研究和面瘫发病机制研究。研究实现了五个创新和突破:其一,通过对520例急性期面瘫患者针灸治疗的研究,肯定了早期针灸介入疗效显著,突破了面瘫早期不宜采用针灸治疗的固有认识;其二,通过临床总结并创立长病程疑难面瘫针灸治疗方案,创立了长针透经穴刺、滞针提拉刺法、健侧平衡对刺等特色疗法,突破了该期无治疗规范的情况;其三,提出寻原求治、辨证调治、依症施治、分期辨治等原则,创立了面瘫辨证特色针术灸法,突破了原有针灸治疗形式并形成相关标准;其四,通过对966例各期面瘫患者的随机对照研究,发现全程应用特色针术灸法可显著提高临床疗效,突破了面瘫治疗的效果;其五,通过应用功能磁共振等技术,肯定了针灸治疗促进面瘫患者皮层功能重组的效果,部分突破了针灸治疗面瘫的神经生物学机制。这些系列研究成果先后荣获安徽省科学技术进步奖一等奖、中国针灸学会科学技术奖二等奖、中华医学会科学技术奖三等奖。

## 第二节 杨骏教授治疗面瘫原则

### 一、寻原求治

原即原因,即引发疾病的根本原因。寻原就是要通过详细询问患者病史,并结合现代医学检查,找出疾病的根源。杨骏教授强调治疗面瘫,首先是寻原求治,忌千篇一律,不施手法。病原不同,则治则应异。以下分别对贝尔面瘫、亨特面瘫、颅外伤面瘫、颅部或面部手术导致的面瘫、中枢性面瘫进行具体的介绍。

### (一)贝尔面瘫

作为急性发作的特发性的脑神经单神经病变,目前仍未明确其具体病因。本病与环境温度、气压变化等各种刺激因素密切相关,多种刺激均可导致血管痉挛收缩及神经缺血、水肿、受压而致面瘫。杨骏教授针对贝尔面瘫提出了"活血通络,祛风牵正"的治疗原则。

### (二)亨特面瘫

主要表现为一侧耳部剧痛、耳部疱疹,同侧周围性面瘫可伴有听力和平衡障碍。它是因患者免疫功能降低导致潜伏在面神经膝状神经节内的水痘-带状疱疹病毒再活化而发病,西医常使用激素、神经营养剂治疗。杨骏教授针对亨特面瘫提出了"祛邪泻毒"的治疗原则。

### (三)颅外伤面瘫

多由颞骨骨折引起,按照骨折线在颞骨岩锥的走向分为岩锥纵行骨折和岩锥横贯骨折。有20%的岩锥纵行骨折患者伴面神经损伤,损伤部位几乎90%以上在膝状神经节远脑段,可伴有血肿形成、碎骨片压迫。额枕部外伤可伴岩锥横贯骨折,骨折线经前庭横贯迷路并损及面部神经。80%的患者可损伤迷路段面神经,20%的则累及鼓室段面神经。杨骏教授针对颅外伤面瘫提出"活血化瘀,通络牵正"的治疗原则。

### (四)颅部或面部手术导致的面瘫

此类面瘫受损部位明确,需积极进行针灸治疗来促进受损面神经的恢复。杨骏教授针对手术后遗症面瘫提出了"定位疏通,和络牵正"的治疗原则。

### (五)中枢性面瘫

此类面瘫为神经系统最常见的并发症,是面神经核上行到大脑皮层中枢之间通路中任一部位损伤引发的面肌瘫痪,最常见的症状为眼眶以下面部表情肌肉群体运动功能的障碍。杨骏教授针对中枢性面瘫提出了"通督开窍"的治疗原则。

## 二、辨证调治

临床将面瘫常分为急性期(7日内)、恢复期(7日后~3个月内)和后遗症期(3个月后)三期。杨骏教授注重分期治疗面瘫,根据不同分期和不同证候辨寒热、辨虚实、辨痰瘀。

### (一)急性期

除寻原求治以外,还需辨寒热。《灵枢·经筋》云:"足阳明之筋……颊筋有寒则急,引颊移口;有热则筋弛纵,缓不胜收,故僻",指出"口僻"有寒热两种。寒者,患侧面颊部肌肉拘急、紧张,牵引嘴角歪向患侧;热者,患侧面颊部肌肉松弛、瘫痪,牵引嘴角歪向健侧。此期面瘫多因正气不足,络脉空虚,卫外不固,风邪乘虚而入所致。

### (二)恢复期

风邪已减,病情趋于平稳,故以阳明经经络不通为主。胃足阳明之脉,在头面循行部位,即面瘫恢复期病变所在之处。阳明经多气多血,若邪气壅滞,气血不得行于面,肌肉失养,则面部瘫痪。若脾胃气血亏虚,不荣于面,亦可致面部肌肉失养,导致面瘫,故恢复期重在辨别阳明之虚实。

### (三)后遗症期

病情迁延不愈,可见患者面部口眼联动、面肌痉挛或萎缩、"鳄鱼泪"、倒错等后遗症。此期病久入络,气血瘀滞,痰从内生。肝脾受损,肝血虚,经脉失养则抽动,脾气不足则肌肉不得濡养。杨骏教授认为,此期应注重通络化痰、益气健脾,即久病入络刺之以通,萎痉在肉治在脾胃,难治者从痰论治,治以益气化浊。

## 三、依症施治

根据面神经受损程度及面部受累肌肉的不同,临床表现亦不相同。杨骏教授认为,临床治疗需针对不同的症状,进行精细化辨治,才能取得较好的疗效。

症状一:额纹消失、皱额、蹙眉差、眼睑闭合不全

提眉主要由枕额肌的额腹完成,由面神经耳后支和颞支支配。皱额、蹙眉主要由皱眉肌完成,它是一块小、窄、呈金字塔形的肌肉,位于眉毛中间末端,以及额肌、眼轮匝肌之下。皱眉肌的作用为拉下并靠拢眉毛,在额头处产生垂直的皱纹。眼睑闭合主要由眼轮匝肌完成,由面神经颞支和颧支支配。

【穴位】攒竹、丝竹空、阳白、头维、太阳。

【操作】

a.急性期:上述各穴予以浅刺。

b.恢复期:电针阳白、丝竹空(电针刺激量不宜大,防止面肌痉挛和联动运动);攒竹、丝竹空互透;阳白浅透鱼腰,并提拉滞针,配合抬眉及闭眼运动;头维,针刺方向朝向患处,并提拉滞针,配合抬眉及闭眼运动;太阳浅透丝竹空、四白。

c.后遗症期:除患侧同恢复期针刺手法以外,常规针刺健侧各穴。

症状二:眼睛流泪

此症状一般为后遗症期的主要症状之一,又称"鳄鱼泪"。鼻泪管是眼泪从眼睛经内眦部排入鼻腔的管道,为膜性管道。其上部包埋在骨性鼻泪管中,与骨膜紧密相结合;下部在鼻腔外侧壁黏膜深面,开口于下鼻道外侧壁的前部。畅通鼻泪管可以将眼泪引流至鼻腔。

【穴位】上迎香、睛明。

【操作】从上迎香向睛明方向平刺。

症状三:鼻塞

翼管神经是支配鼻部的自主神经,是作用于鼻黏膜的主要神经来源,也是鼻黏膜感觉副交感神经反射的通道。蝶腭神经节是中枢神经系统通过自主神经调节鼻腔血管、腺体的枢纽。

【穴位】蝶腭。

【操作】进针方向应对准对侧的额骨颧突。

症状四：耸鼻不能

耸鼻运动主要靠提上唇肌及鼻肌的运动来完成。由面神经的颧支、颊支支配。

【穴位】迎香。

【操作】常规刺法，向内上平刺0.5～1.0寸。

症状五：口角下垂，示齿不能

这两个动作由提上唇肌、提口角肌、颧肌、笑肌、颊肌的运动完成，受面神经颧支、颊支和下颌支配。

【穴位】地仓、颊车、四白、颧髎。

【操作】

a.急性期：各穴浅刺，地仓、颊车互相浅透。

b.恢复期：电针地仓、颊车（电针刺激量不宜大，防止面肌痉挛和联动运动）；地仓浅透刺四白、颧髎、颊车，颊车浅透地仓并提拉滞针向上。

c.后遗症期：除患侧同恢复期针刺手法以外，常规针刺健侧各穴。

症状六：耳后疼痛

面神经由茎乳孔出颅。耳后疼痛位置下即为茎乳孔。

【穴位】翳风。

【操作】

a.急性期：温灸。

b.恢复期和后遗症期：电针加温灸。

症状七：面部倒错

此症状一般发生于周围性面瘫后遗症期，是指患者口角㖞向病侧的现象。出现这种症状的原因大致有两种：一是因发病时间过长导致损伤的面部神经未能恢复其功能而不能支配面部肌肉，则面部肌肉发生萎缩而使口角反牵；二是"假倒错"，因治疗手法不当或刺激过强而致患侧面部肌肉组织损伤，进而发展为肌肉挛缩，出现了口角反向患侧的症状。从中医的角度来看，这实际上是一个阴阳反复失衡的过程。

【穴位】地仓、水沟、承浆。

【操作】双侧地仓透刺水沟、承浆；水沟、承浆针刺方向由针向患侧改为针向正中。

#### 症状八：面肌痉挛和联带运动

此症状一般发生于周围性面瘫后遗症期，是面肌肌张力高的表现。中医称此症状为筋证、肝证。

【穴位】筋缩穴。

【操作】针向患侧斜刺。

#### 症状九：面肌萎缩

此症状一般发生于周围性面瘫后遗症期，是面肌肌张力低的表现。中医认为，此症状多因正气不足而致。

【穴位】足三里、关元、气海。

【操作】常规针刺直刺1.0～1.5寸。

## 四、分期辨治

辨证论治是中医认识疾病和治疗疾病的基本原则，这是中医诊治疾病的根本方法。杨骏教授强调，通过四诊分析辨清面瘫的病因、性质、部位及正邪关系，进而决定治则、穴位及手法。杨骏教授在面瘫临床分期的基础上，根据不同分期、不同证候分别采用"清、通、柔、养"的治疗原则，具体来说即清透外邪、通经活络、柔肝舒筋、养胃健脾。

### （一）急性期

此期病位较浅，病情变化快，多为正气不足、卫外不固而致风邪乘虚入内，治疗上以清透外邪为要。邪在肌表者，宜清宣透泄。杨骏教授认为，面瘫急性期应尽早予以针刺，注重以清透之法予邪外出之路，以达邪去则病瘥之效。手法宜轻，宜用温针灸。

## (二)恢复期

此期多为风邪入中、经络气乱所致,症状以阳明经经络不通为主要表现,治以通经活络。此期病情相对稳定,患者正气未损,邪气亢盛,经气不利,脉络不通,经筋失用,故见弛缓不收。正邪交争之时是疾病转变的关键时期。杨骏教授以通经活络之法来改善患者面部经络受阻的情况,即以化瘀通络、调和气血为治则,加用电针并予局部穴位(双侧合谷)透刺,手法宜重。

## (三)后遗症期

此期病情迁延不愈,多见患者面部口眼联动、面肌痉挛或萎缩、"鳄鱼泪"、倒错等。阳明之脉荣于面,颊口还唇,肝经之脉上连目系,故口眼㖞斜乃阳明厥阴病也。此期病久入络,气血瘀滞,气津不行,加上寒邪凝滞或热邪煎熬,多致风痰瘀血焦灼,气血不能荣养筋脉。肝血虚,经脉失养则抽动,脾气不足则肌肉失却濡养,故治以柔肝舒筋、养胃健脾。针灸时,需辨别病位,予以精准施治,宜用补法,辅以闪罐治疗。

## 五、依经重穴

面瘫多由脉络空虚,风寒风热之邪乘虚侵袭阳明、太阳脉络,以致经气阻滞、经脉失养、筋肌纵缓不收而发病。病位在足阳明之筋,头面部主要为六阳经所过之处,阳明经为多气多血之经,能行气血于六阳,故杨骏教授治疗面瘫,取穴多以六阳经经穴为主。手足阳明经穴位最多,选穴应遵循"腧穴所在,主治所在",同时配合"经脉所过,主治所及",近部取穴与远部取穴相结合。针灸选穴时,注重经络辨证而重穴治疗,如眉毛不能抬举重选阳白;眼睑闭合不全取瞳子髎、丝竹空;口角㖞斜、鼓腮漏气取颊车、地仓、四白、颧髎;人中沟㖞斜重取水沟,再配以经验效穴牵正及远端的合谷与百会。根据经络的走行路线、腧穴的局部治疗作用和特殊治疗作用可知,面颊局部选穴能调理面部经络、经筋,达到运行气血、祛风通络的目的;如取巅顶之百会可醒脑安神、通达阴阳脉络,取手阳明大肠经原穴之合谷,有"面口合谷收"之意,这些均体现了杨骏教授在临床中取穴的多样性及选穴的重要依据。杨骏教授提出,针刺合谷能引起脑默认网络及面部有关联的感觉网络、运动网络的改变,可发挥正向治疗作用,进而促进周围性面瘫的恢复。此针灸取穴法既遵循"腧穴所在,主治所在"的近治作用,又配合了"经脉所过,主治所及"的远治作用,疗效十分显著。举例如下。

重穴一:牵正

在咬肌上,布有耳大神经和面神经颊支、下颌神经咬肌支和咬肌动脉。

【位置】位于耳垂前0.5~1寸。

【操作方法】向前斜刺0.5~1寸。常配地仓、颊车、合谷等主治口㖞。牵正为经外奇穴,其下布有面神经颊支,是治疗面瘫的经验要穴。

重穴二:头维

位于头部,为足阳明胃经在头角部的腧穴,是足阳明胃经与足少阳胆经、阳维脉之交会穴。

【位置】当额角发际上0.5寸,头正中线旁,距神庭4.5寸,在颞肌上缘帽状腱膜中;布有颞浅动静脉的额支、耳额神经分支及面神经额颞支。

【操作方法】平刺0.5~1寸。

重穴三:合谷

别名虎口,属手阳明大肠经原穴。

【位置】在手背第1、2掌骨间,当第2掌骨桡侧的中点处。或以一手的拇指指骨关节横纹,放在另一手拇指、示指之间的指蹼缘上,当拇指尖下是穴。布有桡神经浅支,深部有正中神经的指掌侧固有神经,并有手背静脉网,近侧为桡动脉从手背穿向手掌之处。

【操作方法】直刺0.5~0.8寸。《灵枢·经脉》曰:"大肠手阳明之脉,起于大指次指之端……上肩,出髃骨之前廉,上出于柱骨之会上……其支者……交人中,左之右,右之左,上挟鼻孔。"故治疗面瘫常取合谷(健侧)。《灵枢·经筋第十三》云:"卒口僻,急者目不合,热则筋纵,目不开。颊筋有寒,则急引颊移口;有热则筋弛纵缓,不胜收故僻。"杨骏教授认为,周围性面瘫亦属"筋"病,"手阳明之筋,起于大指次指之端,结于腕……其支者,上颊,结于頄;直者,上出手太阳之前,上左角,络头,下右颔",手阳明之筋过同侧头面部,故杨骏教授强调面瘫中期,针双侧合谷可奏调筋舒筋之效。现代研究也显示,针刺左右侧合谷均可引起右侧岛叶信号增强及右侧扣带回的信号变化,这为选择双侧合谷治疗面瘫提供了依据。

重穴四:颊车

属足阳明胃经经穴。

【位置】在面颊部,下颌角前上方,耳下大约一横指处,咀嚼时肌肉隆起时出现的凹陷处,左右各一。下颌角前方,有咬肌;布有咬肌动静脉、耳大神经、面神经及咬肌神经。

【操作方法】直刺0.5寸,或横刺透向地仓。主治牙痛、面神经麻痹、腮腺炎、下颌关节炎。地仓、颊车下有着丰富的神经,布有面神经颊支、下颌缘支及耳大神经分支,两穴与面神经的功能关系密切。透刺可引起面部神经的反射活动,可加强神经与肌肉的联系,从而修复面部神经、肌肉的功能。地仓,为手足阳明经、阳跷脉三经之交会穴,与颊车皆为足阳明胃经经穴,"阳明主面",又"经脉所过,主治所及",足阳明胃经上荣于面部,故地仓透刺颊车可调节患侧面颊阳明经经气,以升阳气,从阳引阴,以气行促血行,进而改善"口僻"症状。《玉龙歌》云:"口眼㖞斜最可嗟,地仓妙穴连颊车",可知此二穴皆为治疗面瘫的效穴。《针灸逢源》中有"颊车针向地仓,地仓针向颊车"的记载。有研究认为,穴位分布所在的神经干越粗,该穴的治疗作用就越重要,牵正、颊车就是这样的穴位。刺激此二穴更有利于兴奋面神经,改善神经血供,消除神经水肿,恢复面神经功能。腧穴透刺能促使气至病所,显著增强针感,从而达到疏调三阳经筋、恢复经筋功能的作用。

重穴五:风池

属足少阳胆经。足少阳、阳维之会。

【位置】在项部,当枕骨之下,与风府相平,胸锁乳突肌与斜方肌上端之间的凹陷处。布有枕小神经分支和枕动静脉分支。

【操作方法】向鼻尖方向直刺0.8~1.2寸。主治头痛、头晕、伤风感冒、鼻渊、鼻衄、目赤肿痛、迎风流泪、面瘫等。

重穴六：筋缩

属督脉。

【位置】在背部，当后正中线上，第9胸椎棘突下凹陷中。布有第9胸神经后支的内侧支和第9肋间动脉后支。

【操作方法】向上斜刺0.5～1寸。杨骏教授根据筋缩穴治挛缩之症、主诸筋之病的特点，采用针向患侧斜刺的方法以缓急解痉。面肌痉挛、联动时，针"筋缩"。《医经理解》云："筋缩在九椎节下间，是背筋伸缩处也。"杨骏教授认为，肝主筋，筋缩通肝经，主诸筋缩挛之症，气至乃针刺疗效之本。在治疗中，如左侧面肌痉挛，针筋缩，得气后向左斜刺，反之向右斜刺，能改善面瘫后遗症中面肌痉挛、联带运动、抽搐等症状。

重穴七：人中

【位置】为上唇上方正中的凹痕，又名"水沟""沟洫""寿堂""子庭"，为"十三部位"之一。

【操作方法】斜刺0.3～0.5寸。具有醒神开窍、调和阴阳、镇静安神、解痉通脉等功效。

总之，面部腧穴可疏调局部经筋气血，活血通络。如风池、翳风祛风通络；牵正为面瘫效穴；合谷为循经远端选穴，古有"面口合谷收"之说，现代研究表明，针刺合谷能引起脑默认网络、面部感觉和运动网络的变化。杨骏教授遵循"针向病所"的理论治疗面瘫，针刺筋缩时，针向患侧；治疗面肌倒错时，针刺承浆、水沟，针向正中方向。局部穴位以多针浅透刺为主。透刺理论最早源于合谷刺，《灵枢·官针》曰："合谷刺，左右鸡足，针于分肉之间，以取肌痹，此脾之应也。"透刺可以减少用穴，增强刺激，扩大针刺范围。另外，顽固性面瘫为阳明经筋病症，病在肌肉，杨骏教授主张以浅刺法疏通经络以祛邪。取地仓浅透四白、颧髎、颊车，阳白浅透鱼腰，颊车浅透地仓，太阳浅透丝竹空、四白，可激发多经气血的运行，充养面部筋脉，促进面部功能的恢复。针刺牵正、翳风、阳白、地仓可加强穴位的刺激，必要时还可接电针。杨骏教授结合面神经的分布特点，取牵正、翳风捻转行针以加强刺激，并在行针时嘱患者锻炼患侧面部功能。他认为，针刺此二穴可直接刺激面神经，同时配合面神经分支远端的抬眉、闭眼、噘嘴等运动可疏通面部经络。因面神经颞支吻合支较少,故眼睛的症状不易消除,杨骏教授常采用阳白提插行针配合眼部功能锻炼,以唤醒其麻痹状态。对于面瘫久治后抬眉、闭眼运动仍不明显且口角下垂严重的患者加用电针疗法,以增强刺激,穴位可选牵正、翳风、阳白、地仓。同时进行艾灸、电针的穴位,操作时应将电针夹在针柄近皮肤侧,艾炷悬挂于针柄远皮肤端,中间以带孔的纸片隔开,还需注意电针的刺激量不宜过大,防止面肌痉挛和联带运动。关于面瘫的针刺频次,杨骏教授认为每周2~3次即可。"久病必虚",面瘫后期,患者正气亦亏,经络不畅,故杨骏教授强调"扶正勿忘补虚",常取气海、关元、足三里等穴以固本。

## 六、针术灸法

### 1.长针透刺法

透刺法,即一针透两穴,亦可一针透两经,这是一种特殊的针刺方法,即用长针从某一穴位刺入,使针尖朝着另一个穴位,经过体内组织将针尖推至另一穴位之下。透刺法可激发两经或两穴经气,畅通面部气血运行,濡养面部筋脉,从而促进面部生理功能的恢复。透刺法可使气至病所,再辅以针刺手法,可加快经气的补益及邪气的疏泄,进而扩大面神经的刺激范围,有助于缩短疗程。采用此法,除有严格的针刺方向、角度、深度的要求以外,还应当根据患者病情及针刺部位掌握透穴的多少。透刺法可避免多穴多刺,有助于精简穴位,可显著改善难治性面瘫患者的临床症状,促进其面神经功能的恢复。杨骏教授在治疗难治性面瘫时,善用透刺法,其用意有三点:一为透穴疗法取穴少、刺激范围大,可发挥"气至病所"的效果;二为面部肌肉层较薄,宜浅刺而不宜深刺,故透刺既可确保刺激的面,又可保证刺激的量;三为本病病在肌表,治宜浅刺,当沿皮透刺。《素问·皮部论》云:"是故百病之始生也,必先于皮毛",意即皮部为人体卫外的屏障,若邪气侵犯,必先受邪。杨骏教授在临床施治时,常用0.35 mm×40 mm针灸针,选取地仓透刺颊车,使针尖与皮肤呈15°角,针刺约30 mm,即可达到浅筋膜层,以患者感觉酸麻胀痛为佳,不宜深刺,得气后予平补平泻法。地仓、颊车下布有面神经颊支、下颌缘支及耳大神经分支,两穴与面神经功能关系极为密切。透刺可引起面部神经的反射活动,加强神经与肌肉的联系,从而恢复面部神经、肌肉的功能。地仓,为手足阳明经、阳跷脉三经交会之穴,与颊车皆为足阳明胃经经穴,"阳明主面",又"经脉所过,主治所及",足阳明胃经上荣于面部,故地仓透刺颊车可调节患侧面颊阳明经经气,可升阳气,从阳引阴,以气行促血行,进而改善"口僻"症状。《玉龙歌》云:"口眼㖞斜最可嗟,地仓妙穴连颊车",由此可知此二穴皆为治疗面瘫的效穴。杨骏教授还常取地仓浅透刺四白、颧髎、颊车,阳白浅透鱼腰,颊车浅透地仓,太阳浅透丝竹空、四白,以激发多经气血的运行,进而充养面部筋脉,促进面部功能的恢复。

2.滞针提拉刺法

滞针提拉刺法由滞针法和提拉法两种手法结合而成。滞针法,要求朝着一个方向捻转针体,使肌纤维缠绕住针体;提拉法,要求捻转滞针之后,沿着针柄方向强力牵拉,带动皮肤与肌肉向牵拉方向移位,此手法可达催气行气、加强针感、升阳举陷、牵正纠偏之效。明代汪机在《针灸问对》中记载:"下针之后,将针或内或外,如搓线之状,勿转太紧,令人肥肉缠针,难以进退……搓以使气。"滞针提拉刺法在常规针刺作用的基础上,通过滞针之术将针刺至穴位、肌肉一定深度后,捻转针柄,以增大肌肉与针尖的摩擦力,增强肌纤维的收缩力,加大刺激量,增强针感,加强疏经通络之功。正如《标幽赋》所云:"轻滑慢而未来,沉涩紧而已至。"还可通过向单一方向以强力牵拉滞针,将患者肌肉向相同的方向带动,从而起到牵正纠偏的功效,其疗效较常规针刺法更佳,能够较好地改善患者面部肌肉功能,提高患者的生活质量。杨骏教授认为,面部肌肉瘫痪时间过久,额部、眼部、口角等部位的肌肉力量不足,需要提供一个"始动力量"才能加速面部经络气血的运行,而滞针提拉手法刺激力量较大,可使肌肉发生收缩,增强肌肉力量,还可修复损伤神经,改善肌肉血供。杨骏教授常于四白、颧髎行滞针提拉刺法,采用0.35 mm×40 mm针灸针向下刺入,捻转针柄,形成滞针,再向上提拉数次。从解剖学的角度来看,四白、颧髎下布有眶下神经、面神经颧支及眼轮匝肌、提上唇肌等,滞针提拉两穴可兴奋局部神经,刺激其所支配肌肉功能的恢复,促进眼睑闭合功能的恢复,缓解迎风流泪的症状,进而改善患侧口角下垂等。在地仓透刺颊车时,常在地仓滞针,然后向口角相反的方向提拉,可达到牵正纠偏之功。

### 3.健侧平衡对刺法

中医整体观认为,人体是一个有机的整体,正常情况下,经脉传输,周而复始,沟通内外,运行气血,平衡阴阳,使人体处于一种动态平衡的状态。若人体阴阳失调、经脉失和,则表现为一侧偏盛、对侧偏衰的症状,易感受外邪侵袭,如"夫邪客于大络者,左注右,右注左"。《素问·阴阳应象大论》曰:"故善用针者,从阴引阳,从阳引阴,以右治左,以左治右",以此恢复两侧经脉的阴阳平衡。在面瘫患者健侧面部针刺,是巨刺法在临床的应用表现。正如《针灸大成》所云:"邪客于经,左盛则右病,右盛则左病,亦有移易者,左痛未已而右脉先病,如此者,必巨刺之",可见巨刺法多用于治疗左右阴阳失衡而引起的经脉痹阻、气血不通。杨骏教授指出,面瘫后遗症期患侧多有气血亏虚、经脉失养的表现,治疗时应以补益气血、疏通经络、调和阴阳为基本治则,在此阶段,若只针刺患侧,则针感弱,针下不易得气,左右面部经气难以平衡,而健侧面部生理功能相对正常,气血通畅,故需配合健侧穴位,随症选取地仓、迎香予以轻刺激,可调节两侧面部经气,平衡左右阴阳。从西医学角度来说,此法可有效增加面部血流量,改善局部血液循环,缓解面部肌肉瘫痪的症状。在诊治难治性面瘫时,特别强调治疗倒错现象。面瘫患者出现"倒错",原因大致可分为两种:一是因发病时间过长,损伤的面部神经功能未能得到及时的恢复,进而失去对面部肌肉的支配功能,出现萎缩、口角反牵的现象;二是发生"假倒错"现象,因手法不当或刺激力度过强而引起患侧面部肌肉组织损伤,进而发展为肌肉挛缩,出现口角反向患侧的症状。从中医学角度来看,"倒错"实际上是阴阳反复失衡的过程。治疗上,除予患侧常规针刺以外,还可取双侧地仓透水沟、承浆,并在健侧选取适当穴位,达到损其有余、补其不足之效,使面部左右经气渐趋平衡状态。

### 4.加强促进对刺法

杨骏教授针对顽固性面瘫出现的口角㖞斜采用长针透经对刺疗法,如地仓透颊车、颊车透地仓和颧髎透地仓、地仓透颧髎。杨骏教授认为,顽固性面瘫中的口角㖞斜,单用单方向长针透经刺法力量较弱,一则支配肌肉被动运动力量较弱,二则支配肌肉难以调节平衡,故采用双透对刺法,以唤醒肌肉记忆,调节肌肉收缩与舒张力量,尤其对于口角㖞斜后出现的肌肉萎缩、口角下垂,针刺时配合滞针提拉刺法,被动运动嘴角周围肌肉,施针后即可改善患者嘴角下垂的症状,使患者健侧和患侧的面部肌肉处于对称平衡状态。

5.辨证电针刺法

电针刺法是通过针刺与电脉冲的作用,减缓面部肌肉萎缩,加快神经轴突的生长与促进神经再生,上调面神经组织中神经生长因子mRNA的表达。周围性面瘫恢复期,病邪入里,病位较深,治当活血化瘀、疏经通络,可施以重手法,以达到"针刺调气血"的目的。杨骏教授认为,电针刺和电流的双重作用可以广泛地刺激面神经颅外段分布区,进而激发阳明经经气和面神经的兴奋性,调节局部气血运行,同时也可减轻面神经的水肿。对于面瘫久治后抬眉、闭眼运动仍不明显且口角下垂严重的患者,可加用电针刺法以加强刺激,采用疏密波,选择牵正、翳风、阳白、丝竹空、地仓、颊车诸穴。但要注意电针的刺激量不宜过大,防止面肌痉挛和联带运动。翳风深层是面神经出茎乳孔处,牵正紧邻茎乳孔,杨骏教授认为针刺此二穴可直接刺激面神经,同时配合面神经分支远端的抬眉、闭眼、噘嘴等运动可疏通面部经络。此外,杨骏教授采用阳白提插行针配合眼部功能锻炼,可唤醒眼部的麻痹状态。阳白与丝竹空为一组,从解剖结构和功能来说,二穴相配可兴奋额肌、皱眉肌、眼轮匝肌,有助于肌群功能的恢复。地仓与颊车为另一组,两者均为面神经支配,因此通过透刺和电针刺激,可协助口角肌群的运动。

6.随症依经穴刺法

针对顽固性面瘫出现的无法抬眉、闭眼困难症状,杨骏教授常针刺头维。头维为足阳明胃经腧穴,穴下布有面神经额支及颞支,针刺方向朝向患处,使气至病所。针刺时,嘱患者做眼部闭合及抬眉动作,可使其走出麻痹状态。杨骏教授指出,顽固性面瘫的五大后遗症分别是痉挛、萎缩、倒错、"鳄鱼泪"和联带运动。针对口㖞眼斜,杨骏教授运用地仓浅透刺四白、颧髎、颊车,太阳浅透刺丝竹空、四白,提插行针地仓、阳白,向上提起针柄,使针体上提,从而被动运动周围嘴角和眼部肌肉(如口轮匝肌、提口角肌、眼轮匝肌),施针后可改善患者嘴角下垂和眼睑闭合不全的症状。针对面肌痉挛和联带运动症状,宜针筋缩。杨骏教授认为,肝主筋,筋缩通肝经,主诸筋缩挛之症,气至乃针刺起效之本。在治疗中,如左侧面肌痉挛,可针筋缩,待得气后向左斜刺,反之向右斜刺,能改善面瘫后遗症中面肌痉挛、联带运动、抽搐等症状。对于面肌萎缩症状,可加刺足三里、关元、气海以扶正补虚;对于倒错,杨骏教授将水沟、承浆的针刺方向由针向患侧改为针向正中;对于"鳄鱼泪",杨骏教授主张针刺上迎香,针向眼内眦方向,可畅通鼻泪管。

7.温针温穴温灸法

杨骏教授认为,本病急性期早期采用针灸治疗可缩短治疗时间,故主张"早期干预,治疗适量,手法宜轻,宜用温针灸"。本病急性期,初起邪气在络,病位较浅,治宜散风活络、温经散寒,可通过针刺及灸法调动络脉经气以祛风散邪。杨骏教授强调针刺手法宜轻,宜行浅刺激,正如《灵枢·小针解》所云"言浮浅之病,不欲深刺也",《针灸甲乙经》云"口眼㖞斜,完骨主之",故在常规毫针针刺完骨,得气后,施以艾灸,以驱外邪,并促使正气来复。《灵枢·官能》云:"阴阳皆虚,火自当之……经陷下者,火则当之。"《医学入门》云:"虚者灸之,使火气以助元阳也;实者灸之,使实邪随火气而发散也;寒者灸之,使其气之复温也;热者灸之,引郁热之气外发,火就燥之义也。"杨骏教授认为,单纯艾灸费时费力,针刺得气后,可针上加灸,针借灸力,灸以针达,以获一举两得之效。故面瘫初期,多用温针灸法。"久病必虚",面瘫后期除针对后遗症状及面部精准治疗以外,杨骏教授认为宜采用补法,故针刺足三里、关元、气海等。

8.合谷刺法

合谷刺法是临床疗效十分肯定的针刺方法之一,源于经典刺法中五脏刺之一,最早记载于《黄帝内经》,其中《灵枢·官针》云"合谷刺者,左右鸡足,针于分肉之间,以取肌痹,此脾之应也",对合谷刺法的名称、操作、适应证均有简单的描述。合谷刺法的特点为刺激量大,且刺激面积较大,可多经多穴透刺,使气血运行通畅,以恢复经脉肌肉的收引和弛纵功能,有疏通经络、宣泄邪气的功效。杨骏教授针对面部肌肉无力及后期出现的肌肉萎缩,采用多针刺合谷刺法,疗效确切。面瘫急性期,以面神经炎症水肿表现为主,此时刺激量不宜过大,刺激不宜过强,应选用刺激量较小的针刺方法,以免损伤正气;面瘫恢复期,病情较平稳,可予强刺激加快局部血液循环,提高神经活跃水平,促进神经组织功能的恢复,可有效唤醒瘫痪的表情肌。合谷刺法可对穴位所在部位的肌肉产生不同方向、层次、深度的动态刺激,可以使腧穴及归属经脉的经气得到充分的疏通和激发,加上其所透方向顺着经脉循行方向,可疏通气血、调节面部经筋的失衡状态,进而恢复面肌的正常功能。杨骏教授常在肌肉丰厚处采用合谷刺法,选穴如颧髎、地仓、颊车。颧髎、地仓、颊车三穴与重要的面部表情肌解剖的位置相重合。从西医学相关解剖结构来看,面部表情肌群中的颧大肌、口轮匝肌和咬肌解剖位置与本次研究合谷刺法所刺激的范围基本一致,且刺激点均为表情肌的最佳运动点。颧髎、地仓、颊车等穴均处于面神经重要分支的位置上,通过刺激病变区域,可以改变局部病灶的血液及淋巴液循环,促进了受损面神经的修复,增强了面肌的收缩力。

9.针刺配合艾灸拔罐等法

《灵枢·官能》云"针所不为,灸之所宜"。杨骏教授常说"针而不灸,灸而不针,非良医也""针贵疾,灸贵稳",故取牵正、翳风二穴进行温针灸,能起到温通经络、扶正祛邪、调气和血的作用。杨骏教授常于针刺治疗中,配合面部闪罐疗法,于针前或针后闪罐双侧面部,以患侧为主,以患者皮肤潮红为度,促进了面部气血的运行,使肌肉得以濡养,进而可防止面部肌肉的萎缩,适于局部皮肤麻木或功能减退的虚证患者。

## 七、配合针刺的中药疗法

### 1.牵正散

此方为治风剂,主治中风中头面经络之口眼㖞斜或面肌抽动之症,患者舌淡红、苔白。本方所治之证,皆为风痰阻于头面经络所致。阳明内蓄痰浊,太阳外中于风,风邪引动内蓄之痰浊,风痰阻于头面经络,经隧不利,筋肉失养,则弛缓不用;无邪之处,气血运行通畅,筋肉相对而急,缓者为急者牵引,故口眼㖞斜。治宜祛风化痰,通络止痉。方中白附子、白僵蚕、全蝎(去毒),各等分。白附子辛温燥烈,入阳明经而走头面,善散头面之风,为君药。全蝎、白僵蚕均能祛风止痉,其中全蝎长于通络,白僵蚕亦能化痰,合用既可助君药祛风化痰,又能通络止痉,共为臣药。药虽三味,合而用之,力专而效著。风邪得散,痰浊得化,经络通畅,则㖞斜之口眼得以复正,故名"牵正"。

临床应用以猝然口眼㖞斜、舌淡苔白为辨证要点。初起风邪重者,宜加羌活、防风、白芷等以辛散风邪;病久不愈者,酌加蜈蚣、地龙、天麻、桃仁、红花等搜风化瘀通络。若属气虚血瘀,或肝风内动之口眼㖞斜、半身不遂,则不宜使用此方。

2.桃红四物汤

此方源自《医宗金鉴·调经门》,为四物汤加桃仁、红花而成,是养血活血祛瘀的经典名方。四物汤在《仙授理伤续断秘方》中用于治疗外伤瘀血作痛,在宋代《太平惠民和剂局方》中用于治疗妇女诸疾。随着现代中医对古方研究的逐渐深入,人们在四物汤中加入桃仁、红花,广泛用于治疗内科、男科等疾病。方中熟地黄擅长滋阴养血、补肾益精,为补血要药,加当归可增加养血的效果,为君药。当归乃补血良药,兼有活血的作用,为臣药,佐白芍养血益阴,川芎行气活血,使诸药补而不滞,桃仁合红花可加强活血化瘀之功。诸药共奏补血养血、活血祛瘀通络之功,这与面瘫的病机正相呼应。临床药理学研究表明,桃红四物汤以祛瘀为核心,辅以养血行气,具有扩张血管、抗炎、调节免疫功能、补充微量元素等作用。其中,桃仁归心、肝、大肠经,具有活血祛瘀、润肠通便、止咳平喘之功效;红花入心、肝经,具有活血通经、散瘀止痛的作用;川芎入肝、胆经,有行气开郁、祛除风燥湿、活血止痛等功效;熟地黄入肝、肾经,可滋阴补肾、养血补血、凉血;当归归肝、心、脾经,主血虚诸证,是临床常用的补血活血药材;赤芍归肝经,有清热凉血、散瘀止痛的效果;天南星能解毒消肿、祛风定惊、化痰散结,是治疗面瘫、半身不遂的主要药物;制半夏归脾、胃、肺经,多用于燥湿化痰;蚕蛹具有极高的营养价值,可提高人体新陈代谢;蜈蚣具有熄风镇痉、攻毒散结、通络止痛之功效。白芍养血益阴,川芎活血行气;各药相辅相成,可促进患者通经活络。

3.补中益气汤

本方首载于《内外伤辨惑论·卷中·饮食劳倦论》,为金元时期著名医家李东垣所创,原为治疗饮食劳倦伤及脾胃而致脾胃气虚、清阳不升之证所设。《脾胃论·卷中·饮食劳倦所伤始为热中论》中亦载有该方,并于方后详论兼证,如外感之头痛,土不生金之便秘、痰嗽,土虚木乘之胁痛等证,现广泛应用于内外妇儿各科。原方以黄芪为君药,以人参、白术、炙甘草为臣药;陈皮理气,当归补血,均为佐药;升麻、柴胡可升阳举陷,为使药。面瘫之疾,为风邪侵入阳明胃络。《素问·评热病论》云"邪之所凑,其气必虚",故外邪之入,必因正气不足,而肺主一身之表,肺气虚则不能固表,胃气虚则络脉受损,当以培土生金之法兼顾表里,故治以补中益气汤。《古今名医方论》中柯韵伯评该方:"是方也,用以补脾,使地道卑而上行;亦可以补心肺,损其肺者益其气,损其心者调其营卫也",更彰东垣"脾胃一虚,肺气先绝"之论。方中最妙为升麻、柴胡,可引清气上行,助卫气以驱头面所受之风邪。加减之荆芥、防风可助解表散邪之力,又恐补药多滞,遂加川芎以宣通血脉,以助当归和血调营。全方共奏补脾益气、升阳固表、扶正祛邪之效,用于治疗面瘫后期体虚诸证,可提高人体正气。

杨骏教授常说"针灸而不药,药而不针灸,非良医也"。面瘫以气虚血瘀证多见,故用补中益气汤补气活血通络,以及用牵正散祛风化痰、通络止痉。黄芪,可补益元气,气旺则血行,瘀去则络通;当归尾活血通络而不伤血;赤芍、川芎、桃仁、红花协同当归尾以活血祛瘀;地龙通经活络,力专善走,周行全身,以行药力;白附子辛温燥烈,入阳明经而走头面,可祛风化痰,尤善散头面之风;全蝎、僵蚕均能祛风止痉,其中全蝎长于通络,僵蚕长于化痰,合用既能祛风化痰,又能通络止痉。加用伸筋草通经,鸡血藤补血活血通络。此外,痰湿盛者加半夏、薏苡仁等,气虚甚者可加白术、党参等。

4.涤痰汤

出自《奇效良方·卷一》,由二陈汤加味而成,由茯苓、人参、甘草、橘红、(胆)南星、半夏、竹茹、枳实和石菖蒲组成,具有涤痰清热开窍、利气补虚之功。方中人参、茯苓、甘草可补益心脾而泻火;法半夏可燥湿化痰,(胆)南星可清热化痰,两者合用可强化化痰之力,石菖蒲芳香开窍,竹茹清心开郁,橘红理气行滞,枳实破痰下气,甘草调和诸药。现代药理学研究发现,石菖蒲的有效挥发油成分可以保护神经细胞,避免其缺血缺氧;人参的活性物质具有一定的拟胆碱作用,在调节机体功能稳态等方面具有很好的作用。

后遗症中的"痰"是疾病发生、发展、转归的重点,治疗上可予益气活血、清痰通络。涤痰汤的9味药物中,半夏、(胆)南星配伍可燥湿化痰;橘红、石菖蒲配伍可开窍通心;人参、茯苓、甘草可补脾益气;枳实破痰利膈;竹茹清燥开郁。诸药共奏涤痰开窍之功。

## 八、康复功能训练

杨骏教授认为,适当的康复训练在一定程度上可以促进面瘫患者功能的恢复。传统康复训练是将主动运动和被动运动相结合的一种训练方法,面瘫伴难以闭目的患者,因其一般神经功能损伤较严重,故在面神经麻痹的康复功能训练中,将面肌运动训练和镜像疗法应用其中。

面肌运动训练是一个循序渐进的过程,通过对表情肌的各种康复训练,增强肌肉对神经的反馈,促进生物电信号的传导。同时,结合运动观察患者动作模式的镜像疗法可促进患病部位神经功能的恢复。

面肌运动训练,是指患者抬眉、皱眉训练,主要做患侧的闭眼、皱鼻动作来训练眼轮匝肌与鼻根肌,提上唇、咧嘴来训练上唇肌与口角肌,患者先噘嘴后咧嘴或向前噘嘴来训练笑肌、颧骨肌与口轮匝肌,噘下唇来训练颌肌。通过面部肌肉有规律的收缩,可有效地训练面部肌肉,有助于面部肌肉功能的恢复。此外,面部肌肉进行主动运动可有效地改善面部的血液循环,缓解面部肿胀等不适症状。

镜像疗法,是指患者边看边模仿对侧面部吹口哨、闭目、挤鼻、翘口角、拉下颌、露笑容、鼓腮、吸吮及示齿等动作。面瘫患者通过镜面反馈训练,可观察到较"完整"的面部肌肉运动情况,可以帮助患者根据自己理想的面部表情重新募集面部肌肉。当面瘫患者尝试活动患侧面部肌肉时,可以通过自己的手刺激患侧面部肌肉,可收到正向的感觉反馈信息,通过这种有效的机械运动,进而使脸的运动呈现对称性。

杨骏教授认为,康复功能训练能够促进神经功能的恢复,坚持面肌运动训练可促进面部肌肉功能的恢复,进而改善面神经损伤后遗症。

## 九、注重调护

杨骏教授强调,患者重视日常调护,从未病先防、既病防变、瘥后防发三方面防治周围性面瘫(急性期)。

### 1.未病先防

主要是指在未发生疾病之前,采取有效措施,消除诱因,防止疾病的发生。遇到冷空气时,要戴口罩,注意面部保暖,防风,同时规律起居,促进经脉气血的恢复。

### 2.既病防变

主要是指在疾病发生初期,病位较浅,此时进行早期诊断,可采取有效的治疗方法,防止疾病进展。嘱患者在治疗期间用手揉搓患侧面部,每日热敷,进行自主的面部肌肉功能锻炼,如皱眉、鼓腮、示齿等,以促进面肌功能的恢复。同时清淡饮食,均衡营养,适当运动,提高自身免疫力。

### 3.瘥后防发

主要是指在疾病的向愈阶段,此时应重视预防性调护,防止疾病的复发。注意颜面部保暖,避免感受风寒,调整作息,禁烟戒酒,忌食辛辣刺激性、生冷、质地坚硬的食物,保持心情舒畅,适当增加体育锻炼,增强机体抵御外邪的能力。

## 第三节　杨骏教授治疗面瘫验案举例

验案一

许某,女,52岁,2022年7月25日初诊。

【主诉】突发口角向左侧㖞斜伴右侧眼睑闭合不全12日。

现病史:患者12天前因吹风后出现漱口时漏水就诊于外院,口服泼尼松、甲钴胺等药后,未见明显改善。为求进一步诊疗,遂至我院。自诉发病前有受凉病史。

刻下:右侧额纹变浅,眼睑闭合不全伴口角向左侧㖞斜,饮食、睡眠可,二便调。

【查体】神清,精神一般,右侧额纹变浅,右眼睑闭合不全,露出白睛约

3 mm,右侧鼻唇沟变浅,示齿时口角左歪,鼓腮漏气,伸舌居中,耳郭及外耳道无疱疹,乳突压痛(+),舌淡,苔薄白,脉浮紧。H-B面神经分级Ⅳ级,多伦多面神经评定系统评分为48分;面神经肌电图检查示右侧面神经(眼轮匝肌、口轮匝肌)运动传导动作电位波幅较左侧稍减低。

【中医诊断】面瘫(风寒外袭型)。

【西医诊断】周围性面神经炎。

【治法】祛风散寒,温经通络。

【针灸治疗】取穴头维、阳白、四白、颧髎、地仓、颊车、合谷、风池、风府。

【操作方法】颊车透刺地仓;四白、颧髎行滞针提拉刺法;针柄上施艾炷3壮于牵正;风池、风府行泻法,其余均行平补平泻法,留针30 min,取针后于患者右侧面部闪罐。每周治疗3次,一个疗程10次。嘱患者治疗期间不要受风,避免劳累,多按摩面部及耳后部位。眼睛不适时,可加用眼药水以防止感染。

【二诊】口角㖞斜症状好转,面部不适感减轻,耳后乳突疼痛消失;两个疗程后,患者面部症状明显好转。H-B面神经分级Ⅱ级,多伦多面神经评定系统评分为85分。复查面神经肌电图示双侧面神经运动传导动作电位潜伏期及波幅正常、对称。再予上方治疗两个疗程,症状明显改善。

验案二

患者,男,45岁,2021年12月15日初诊。

【主诉】左侧口眼㖞斜18日。

现病史:患者18天前,晨起刷牙时发现口角向右侧㖞斜,进食后食物滞留于左侧齿颊间,左侧额纹消失,就诊于外院,查头颅MRI无明显异常,诊断为"面神经炎",予泼尼松片消炎、甲钴胺营养神经,症状未见明显好转,为求进一步诊治就诊于我院。

刻下:患者左侧面部口角㖞斜,伴左侧眼睑闭合不全,饮食、睡眠可,二便调。

【查体】左侧额纹消失,抬眉不能,皱眉减弱,闭目不能,鼻唇沟变浅,鼓腮漏气,口角右偏,示齿时两侧不对称,食物易滞留于左侧齿颊间,味觉减退,稍有流泪,耳后疼痛较前缓解,无听觉过敏,舌淡,苔白,脉浮紧。H-B面神经分级Ⅳ级,FDI躯体评分为10分,多伦多面神经评定系统评分为45分。面神经肌电图示左侧面神经(眼轮匝肌、口轮匝肌)运动传导动作电位波幅较右侧稍减低。

**【中医诊断】**口僻(风寒侵袭型)。

**【西医诊断】**周围性面神经炎。

**【治法】**祛风通络,疏调经筋。

**【针灸治疗】**取穴印堂、攒竹(患侧)、阳白、丝竹空、四白、上迎香、迎香、颧髎、下关、翳风、人中、地仓、颊车、承浆、口轮匝肌局部肌群起止点及肌腹、合谷。

**【操作方法】**患者取坐位,医生采用1.0寸毫针,皮肤常规消毒后,攒竹、丝竹空向眉中平刺,阳白透鱼腰,四白向上斜刺,人中、承浆向患侧斜刺,迎香、上迎香沿鼻唇沟向上斜刺,颧髎、下关、翳风直刺,地仓和颊车相互透刺,口轮匝肌向患侧斜刺,翳风加温针灸,留针30 min。针灸20次。

**【二诊】**患者味觉减退消失,耳后留有轻微疼痛,左侧鼻唇沟较前改善,口角右偏、示齿右偏较前改善,余基本恢复正常。

**【查体】**左眼睑闭合尚可,无露睛,双侧鼻唇沟对称,鼓腮稍漏气,示齿口角对称。H-B面神经分级Ⅱ级,FDI躯体评分为17分,多伦多面神经评定系统评分为85分。面神经肌电图示双侧面神经运动传导动作电位潜伏期及波幅正常、对称。本次治疗取患侧迎香、上迎香、下关、翳风、地仓、颊车、口轮匝肌局部、人中、合谷。针灸24次后,患者症状基本恢复正常。

验案三

患者,男,46岁,2019年4月18日初诊。

**【主诉】**口角㖞斜伴左眼下睑外翻3个月余。

现病史:3个月前患者因贪凉出现口角㖞斜,鼻唇沟变浅,左侧额纹消失,左目闭合不全、露睛。就诊于当地社区医院,诊断为"周围性面瘫"。先后予口服醋酸泼尼松、甲钴胺及针灸等治疗3个月余,疗效欠佳,遗有口角㖞斜、左目闭合不全、左眼下睑外翻及流泪症状,遂就诊于我院。

刻下:口角㖞斜,面部板滞,左眼闭合不全、下睑外翻伴流泪,迎风及纳食时症状尤甚。平素畏寒怕风,面色少华,神疲体倦,舌淡紫,苔白,脉弦细。

【查体】鼻唇沟变浅,伸舌尚居中,示齿时右偏,左侧蹙额、皱眉消失、鼓腮漏气,H-B分级Ⅳ级,睑结膜及球结膜未见充血、水肿。

【中医诊断】口僻(气虚血瘀型)。

【西医诊断】周围性面神经炎。

【治法】补气养血,活血化瘀。

【针灸治疗】

a.阳白、地仓透刺,平补平泻合谷、水沟,温针灸牵正、足三里。

b.麦粒灸中渚、养老、曲池。

【操作方法】患者取坐位,将左上肢肘关节屈曲成90°,手掌自然伸直,掌面朝下。医生将烫伤油分别涂敷于患者左上肢中渚、养老、曲池诸穴,按距离心脏远近先后施灸。待每壮艾炷(直径3~4 mm,长5~6 mm)将燃尽或患者自觉施灸处疼痛时,用镊子将艾炷移走。每穴施灸15壮,共治疗约20 min。隔日1次,每周3次,10次为一个疗程。

【二诊】症状较前改善,进食时偶有流泪;再予上方治疗两个疗程后,症状明显好转,纳食时无流泪。

【查体】左眼闭目尚可,力量稍弱,无露睛,鼻唇沟对称,示齿口角对称,H-B分级Ⅱ级。随访6个月症状未复发。

验案四

患者,女,38岁,2018年6月9日初诊。

【主诉】口角向左侧㖞斜伴右侧眼睑闭合不全4个月。

现病史:4个月前,患者晨起自觉口角向左侧㖞斜,鼓腮不能,右侧眼睑闭合不全,右侧额纹消失,遂就诊于当地诊所,予针灸、口服甲钴胺等药物治疗,症状改善不明显。

刻下:面部僵硬,口角向左侧㖞斜,右侧鼻唇沟变浅,右侧眼睑闭合不全,右侧额纹变浅,饮食、睡眠一般,二便尚调,舌淡暗,苔薄白,脉沉涩。自诉发病前有劳累受凉史。

【查体】神清,精神可,右侧眼睑闭合不全,露出白睛约2 mm,抬眉受限,右侧鼻唇沟变浅,示齿时口角向左侧㖞斜,鼓腮漏气,伸舌不偏,舌前2/3味觉减退。H-B面神经分级Ⅳ级,多伦多面神经评定系统评分为47分。2018年6

月9日面神经肌电图示右侧面神经(眼轮匝肌、口轮匝肌)运动传导动作电位波幅较左侧减低。

【中医诊断】面瘫(气虚血瘀型)。

【西医诊断】周围性面神经炎。

【治法】祛风散寒,益气通络。

【针灸治疗】取穴百会、头维、水沟、迎香、地仓、承浆、足三里、气海、阳白(右侧)、四白、颧髎、牵正、颊车、翳风、风池。

【操作方法】患侧地仓、颊车相互透刺;四白、颧髎针尖向下刺入35 mm,单方向捻转,滞针后再提拉针柄,行滞针提拉刺法;地仓(健侧)、迎香浅刺5 mm,余穴常规针刺,行平补平泻,留针30 min。

每周治疗3次,10次为一个疗程,治疗两个疗程。治疗期间,嘱患者避风寒,自行对镜子练习表情,按摩面部肌肉。

【二诊】自觉面部僵硬感减轻,口角无明显㖞斜,鼓腮不漏气,眼睑可完全闭合,额纹稍变浅。H-B面神经分级Ⅱ级,多伦多面神经评定系统评分为75分。2018年7月28日面神经肌电图示双侧面神经运动传导动作电位潜伏期及波幅正常、对称。1个月后电话随访,患者诉口角无㖞斜,眼睑可闭合,自觉面部稍僵硬,无其他不适。

验案五

患者,女,36岁,2020年11月18日初诊。

【主诉】口角向左侧㖞斜伴右侧眼睑闭合不全5个月。

现病史:5个多月前,晨起刷牙时发现嘴角漏水,口角向左侧㖞斜,右侧眼睑不能完全闭合,就诊于外院,予针灸、拔罐、口服维生素B₁、甲钴胺等治疗,病症有所改善,但未痊愈。

刻下:面部肌肉僵硬,示齿口角向左侧㖞斜,右侧鼻唇沟变浅,右侧眼睑闭合不全,右侧额纹变浅,纳寐尚可,二便调,舌淡暗,苔薄白,脉涩。自诉发病前有直面吹空调受凉史。

【查体】神清,精神可,右侧眼睑闭合不全,露出白睛约1.5 mm,抬眉不全,右侧鼻唇沟变浅,口角向左侧㖞斜,鼓腮时右侧口角漏气,伸舌无偏移。H-B面神经分级Ⅳ级。2020年11月18日面神经表面肌电图示右侧面神经(眼轮匝肌)运动传导动作电位波幅减低,右侧面神经(眼轮匝肌、口轮匝肌)运动传导动作电位波幅较左侧减低。

【中医诊断】面瘫(气虚血瘀型)。

【西医诊断】周围性面神经炎。

【治法】益气补虚,化瘀通络。

【针灸治疗】取穴人中、迎香、地仓、气海、关元、足三里、百会、颧髎(右侧)、阳白、颊车、四白、牵正、翳风。

【操作方法】患侧地仓透颊车;四白、颧髎透刺地仓,单向捻转形成滞针后,行滞针提拉法;健侧取迎香、地仓浅刺,余穴常规予平补平泻法,留针30 min。每周治疗3次,一个疗程为10次,治疗三个疗程。期间嘱患者避免风吹受寒,自己对着玻璃镜进行表情训练,用毛巾热敷患侧面部肌肉,再按摩数次。

【二诊】自觉面部肌肉僵硬感减弱,口角㖞斜不明显,鼓腮不漏气,眼睑可全部闭合,额纹正常。H-B面神经分级Ⅱ级。2021年1月25日复测面神经肌电图示双侧面神经运动传导动作电位潜伏期及波幅正常、对称。

验案六

患者,刘某,女,34岁,2017年4月16日初诊。

【主诉】左侧口角向右侧㖞斜伴左眼睑闭合不全5个月。

现病史:患者5个月前劳累受凉后,出现左侧面部口角向右侧㖞斜,左眼睑闭合不全,左额纹消失,漱口漏水,遂就诊于外院,诊为周围性面神经炎,收住入院。当时予营养神经、活血化瘀等药对症治疗。目前,患者仍有左侧口角向右侧㖞斜伴左眼睑闭合不全,左侧面部肌肉僵硬、麻木。病程中,患者情绪低沉,身倦无力,面色晦滞,饮食、睡眠尚可,二便调,舌淡暗,苔薄,脉沉涩。

【查体】左眼睑闭合不全,左侧鼻唇沟变浅,鼓腮漏气,示齿时口角牵向右侧,伸舌居中,无听觉过敏,无舌前2/3味觉减退,面部无抽搐、联带运动、"鳄鱼泪"等症状,H-B面神经分级Ⅳ级,FDI躯体评分为11分,多伦多面神经评定系统评分为48分。面神经肌电图示左侧面神经(眼轮匝肌、口轮匝肌)运动传导动作电位波幅较右侧稍减低。

【中医诊断】面瘫(气虚血瘀型)。

【西医诊断】周围性面神经炎。

【治法】祛风通络,补气活血化瘀。

【针灸治疗】取穴牵正、地仓透颊车、人中、承浆、翳风、头维、四白、迎香、合谷(双侧)、筋缩、气海、关元、血海、足三里。

【操作方法】气海、关元、足三里用补法,血海用泻法,余平补平泻,留针30 min,取针后于患侧面部闪罐,每周3次,10次为一个疗程。同时嘱患者避风寒,自我按摩面部、耳后、颈项部等,适当锻炼面部肌肉。

【二诊】患者面部僵硬、麻木消失,三个疗程后,患者面部症状明显好转。

【查体】左眼睑闭合尚可,力量稍弱,无露睛,双侧鼻唇沟对称,鼓腮稍漏气,示齿时口角对称,伸舌居中。H-B面神经分级Ⅱ级,FDI躯体评分为18分,多伦多面神经评定系统评分为87分。2017年6月10日面神经肌电图示双侧面神经运动传导动作电位潜伏期及波幅正常、对称。

验案七

患者,男,45岁,2020年9月20日初诊。

【主诉】右侧眼睑闭合不全伴口角向左侧㖞斜7个月余。

现病史:患者7个月前午睡后,自觉右耳后胀痛,次日晨起照镜子时发现右侧额纹消失,右眼睑闭合不全,鼻唇沟不对称,鼓腮漏气,漱口漏水,口角向左侧㖞斜,遂就诊于当地诊所,诊断为"周围性面神经炎",予甲泼尼龙、甲钴胺口服治疗1周,症状未见明显好转,后因工作原因未就诊治疗。现为求进一步治疗就诊于我院。

刻下:自诉患侧面颊僵硬,右侧额纹消失,眼睑闭合不全,鼻唇沟变浅,口角左歪,右眼眨眼时可见右侧口角轻微不自主抽动,右下唇变薄,纳寐可,二便尚调,舌淡紫,苔薄白,脉沉涩。

【查体】神清,精神可,右侧眼睑闭合不全,露出白睛约3 mm,抬眉不能,右侧鼻唇沟变浅,示齿口角向左侧㖞斜,鼓腮漏气,伸舌居中,无明显味觉减退,耳后乳突区无压痛。H-B面神经分级Ⅳ级,多伦多面神经评定系统评分为49分。

【中医诊断】面瘫(气虚血瘀型)。

【西医诊断】周围性面神经炎。

【治法】行气活血,祛瘀通络。

【针灸治疗】取穴百会、头维、阳白、颧髎、牵正、大椎、四白(双侧)、迎香(双侧)、地仓(双侧)、合谷(健侧)。

【操作方法】患者取坐位,皮肤常规消毒后,医生用0.30 mm×25 mm毫针,使针尖向下平刺,头维行提插手法,嘱患者做闭眼运动;在患侧阳白,使针尖向下平刺透鱼腰,针入15~20 mm,行滞针提拉手法。在降下唇肌肌腹处,使针尖外斜向上沿肌肉走向,平刺,滞针后向上提拉、向外轻挑。再用0.35 mm×40 mm毫针,在患侧四白透地仓、颧髎透地仓,使针尖向下刺入30~35 mm,行滞针提拉刺法;四白(健侧)、地仓、迎香予直刺浅刺,余穴常规针刺,平补平泻法,留针30 min。每周治疗3次,10次为一个疗程。嘱患者避风寒,畅情志,对镜患侧模仿练习健侧面部运动。

【二诊】患者诉面部僵硬消失,抬眉出现较浅额纹,用力可闭合眼睑。再予上方行三个疗程治疗。

【三诊】患者额纹稍变浅,眼睑完全闭合,口角无明显㖞斜,嘴唇对称,无鼓腮漏气。H-B面神经分级Ⅱ级,多伦多面神经评定系统评分为80分。再予浅刺治疗两个疗程。

1个月后电话随访患者,自诉眼睑可闭合,口角无㖞斜,无鼓腮漏气,无其他不适。

验案八

患者,女,48岁,2021年7月8日初诊。

【主诉】口角向右侧㖞斜伴左侧眼睑闭合不全1年余。

现病史:1年前,患者晨起时突然发现口角向右侧㖞斜,鼓腮不能,左侧眼睑闭合不全,左侧额纹消失,遂就诊于当地诊所,行针灸、口服甲钴胺等药治疗,症状改善不明显。后多处就医均未见明显好转。自诉发病前有劳累、受凉史。

刻下:面部僵硬,口角向右侧㖞斜,左侧鼻唇沟变浅,左侧眼睑闭合不全,左侧额纹变浅,饮食、睡眠一般,二便尚调,舌淡红,苔薄白,脉弦涩。

【查体】神清,精神可,左侧眼睑闭合不全,露出白睛约3 mm,抬眉受限,左侧鼻唇沟变浅,示齿口角向右侧㖞斜,鼓腮漏气,伸舌不偏。H-B面神经分级Ⅳ级,多伦多面神经评定系统评分为50分。2020年11月9日面神经肌电图示左侧面神经(眼轮匝肌、口轮匝肌)运动传导动作电位波幅较右侧减低。

【中医诊断】面瘫(气虚血瘀型)。

【西医诊断】周围性面神经炎。

【治法】活血化瘀,益气通络。

【针灸治疗】取穴百会、头维、水沟、迎香、四白、地仓、承浆、足三里、气海,阳白(左侧)、颧髎、牵正、颊车、翳风、风池。

【操作方法】患侧地仓、颊车相互透刺;四白、颧髎针尖向下刺入35 mm,单方向捻转,滞针后再提拉针柄,行滞针提拉刺法;地仓(健侧)、迎香浅刺5 mm,余穴常规针刺,行平补平泻,留针30 min。每周治疗3次,10次为一个疗程。治疗期间,嘱患者避风寒,自行对镜子练习表情,按摩面部肌肉。

【二诊】患者自觉面部僵硬感减轻,再予上方治疗两个疗程。

【三诊】口角㖞斜减轻,鼓腮漏气,额纹未见明显变化,再予上方治疗半年。

【四诊】口角无明显㖞斜,无鼓腮漏气,眼睑不可完全闭合,额纹稍变浅。H-B面神经分级Ⅱ级,多伦多面神经评定系统评分为80分。2022年2月3日面神经肌电图示双侧面神经运动传导动作电位潜伏期及波幅正常、对称。

2个月后,电话随访患者,自诉面部稍僵硬,口角无㖞斜,眼睑可完全闭合,额纹稍变浅,无其他不适。予上方继续治疗两个疗程后,症状基本改善。